腿部脂肪
[歼灭战]
修长性感美腿的速成计划

【韩】金锺权 著　赵庆利 译

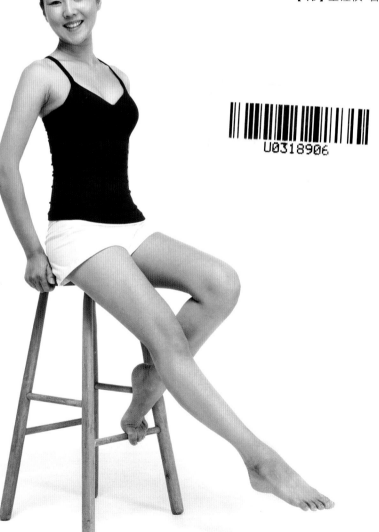

U0318906

中国纺织出版社

图书在版编目（CIP）数据

腿部脂肪歼灭战／（韩）金锺权著；赵庆利译 .—
北京：中国纺织出版社，2012.7

（悦动减肥馆）

ISBN 978-7-5064-8588-3

Ⅰ . ①腿… Ⅱ . ①金… ②赵… Ⅲ . ①腿部－减肥－
基本知识 Ⅳ . ① R161

中国版本图书馆 CIP 数据核字（2012）第 080054 号

스키니 레그 프로젝트: 걸그룹 다리를 완성하는

本书中文简体版经Login Book授权，由中国纺织出版社独家出版发行。本书内容未经出版者书面许可，不得以任何方式或任何手段复制、转载或刊登。

著作权合同登记号：图字：01-2012-2530

策划编辑：尚 知 郭 沫 特约编辑：冷寒风 责任印制：刘 强

中国纺织出版社出版发行

地址：北京东直门南大街6号 邮政编码：100027

邮购电话：010—64168110 传真：010－64168231

http：//www.c-textilep.com

E-mail：faxing@c-textilep.com

北京汇林印务有限公司印刷 各地新华书店经销

2012年7月第1版第1次印刷

开本：787×1092 1/16 印张：7.5

字数：80千字 定价：32.00元（附光盘1张）

凡购本书，如有缺页、倒页、脱页，由本社图书营销中心调换。

为拥有一双笔直纤细的美腿努力

最近，韩流热风席卷全世界。在笔者经营的腿部专业诊所里，经常有一些来自中国、日本等海外的患者，在这些患者的口中，都大力称赞韩国超人气组合少女时代，这些患者对如何取得像少女时代一样的线条美都十分渴望。对于这些患者来讲，线条美已经超越了仅仅是"美腿"的概念，而是成为魅力与自信的象征。

最近在韩国，甚至出现了名为"下衣失踪"的流行语。如字面意思，大家的下半身告别了长裤，短裤与迷你裙成为流行趋势。即便拥有如花的美貌，如果没有美腿，也不能被完全认为是美女。其实不管是哪位女性，都希望能够自信地穿上超短裙。但事实上大部分女性无法实现这个愿望。

虽然大部分女性都想拥有纤细的美腿，但是如何去保养，如何去练就，大部分人都因不知道方法而苦恼。我还见过很多女性由于尝试了错误的方法，结果给自己的腿部带来了副作用。看到这些，真的让我感到很担心。例如，有的女性为了让自己的腿变直，晚上睡觉的时候用绳子将自己的双腿绑起来，结果腿都肿了，吃了不少苦头。还有些女性认为只要通过按摩就可以矫正自己的弯腿，结果往往是费时费力却毫无效果。

古人云：知己知彼，百战百胜。要想拥有纤细的美腿，首先要对自己那双失控的腿做一下了解，看看自己的腿属于哪种类型，而不是盲目地去选择一些方法。例如，有些人听说吃某种东西有良好的美腿效果，或者看到有些艺人做某种腿部运动效果很好，就去盲目地模仿。事实上，这些做法往往不仅没有任何医学依据，还可能由于不适合自己而无法取得良好的效果。

长期以来在为各种患者治疗的过程中，通过临床观察与总结，我将导致腿部发生问题的原因大致分为四类：骨盆弯曲、腿部弯曲、腿容易浮肿和腿部赘肉多四种类型。当然，还有其他的一些复杂类型。

　　不管你是由于一个原因，还是由于多个原因导致的下半身"肥胖"，都需要先观察一下自己是属于哪种类型，然后对症下药，只有这样，才能在短时间内取得最好的效果。

　　通过书中介绍的课程，读者们可以对自己的腿部问题进行分析，然后去改变自己生活中的错误姿势及生活习惯，甚至有些情况还需要改变饮食习惯，同时，还要辅助进行体育运动。本书的内容可能没有达到非常专业的水准，但是提到的"对症下药"的保养方法十分有效。本人相信，只要认真地阅读本书并按照本书附带的DVD光盘练习，几周或者几个月以后，你一定可以拥有和现在不同的线条美。

　　除此之外，本书还介绍了一些"临时抱佛脚"的方法。例如"绷带疗法"，就像考试前突击复习一样，只要好好地利用，也能取得意想不到的效果。

　　不要以为只有花钱，才能够造就好身材，过健康的生活。不管你每天有5分钟，还是有30分钟，那些都不重要，重要的是要坚持练习，有规律地饮食，养成健康的生活习惯。

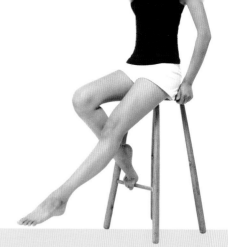

请相信自己一定可以拥有迷人的双腿，只要拥有这种信念与意志力，才能和本书一起努力，美丽双腿指日可待！

作者 金锺权

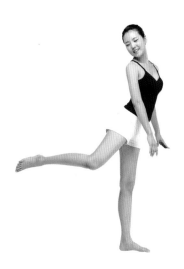

Part 1 给你想要的美腿

Part 2 美腿，寻找适合你的处方

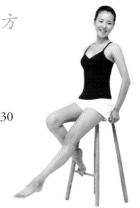

Part 3 美腿针对性方案，马上行动

Chapter 1 "骨盆型"计划——纠正骨盆弯曲引起的糟糕腿型

Change 改变生活习惯

矫正骨盆&提臀运动

Chapter 2 "弯腿型"计划——纠正不良姿势和疼痛引起的弯曲腿型

Change 改变生活习惯

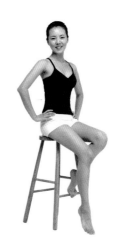

矫正O型、X型腿的运动计划

Chapter 3 "浮肿型"计划——纠正因长期脂肪堆积引起的浮肿腿型

Change 改变生活习惯

治疗腿部浮肿的运动计划

Chapter 4 "肥胖型"计划——纠正血液循环不畅引起的下肢肥胖

Change 改变生活习惯

治疗下半身肥胖的运动计划

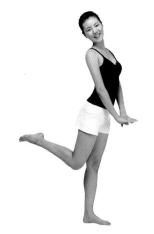

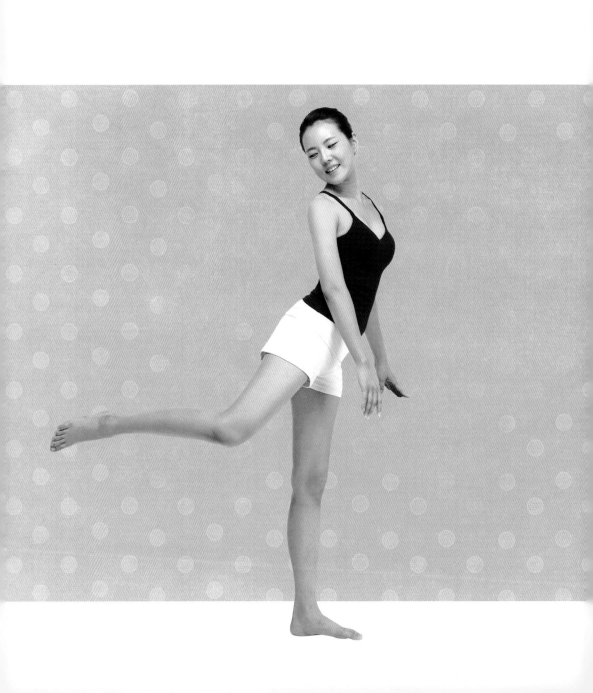

Part 1

给你想要的美腿

均衡的骨盆造就完美"铅笔腿"

人们的身体通常被认为左右对称，但事实并非如此。例如，当人们平躺的时候，骨盆两端的高度通常不相同，一端会比另一端高。或者当人们立正的时候，两边的臀部高度也不一样。所有的这些现象，均是由骨盆弯曲所引起的。

所谓骨盆弯曲，是指骨盆的左右两端高度不一或者上下滑动。如果一个人骨盆弯曲，会造成脊椎变形、臀部凸出或臀部两边高度不一，从而破坏腰部、臀部、小腿三者之间形成的线条，无法彰显臀部的曲线。另外，骨盆弯曲还会影响膝关节和下身肌肉，破坏血液循环，从而导致体内大量废弃物堆积在下半身。而且当下半身的不均衡向上移动时，会对腰椎、肩膀、颈椎、后背产生影响，甚至会带来全身的异常。

骨盆属于骨骼的一部分，保护大肠、泌尿器官、卵巢和子宫等。当弯曲的骨盆恢复正常时，上述几种器官将会正常运转，从而可以防止暴饮暴食，轻松地排除体内废弃物，促进身体新陈代谢。不仅如此，人体的力量也可以随之增大。由于体内环境由之前的储存脂肪与废弃物变成了自然清理脂肪与废弃物，这样，身体自然而然就会变得十分苗条，也就成为我们所说的"骨盆瘦身"。

苹果臀助你成就美腿

通常我们夸奖别人身材棒的时候，经常会说"该凸的地方凸，该凹的地方凹"，这里所说的"凸"就是臀部。

拥有美丽的臀部，穿紧身裤也显得十分合体。经常看到艺人和模特就算穿T恤衫搭配牛仔裤也显得十分时髦，就是因为他们拥有美丽的翘臀和身体线条。纤细的腰部，立体的翘臀，没有任何赘肉的大腿，纤细笔直的小腿，构成迷人的S曲线。

• 苹果臀的首要条件是要拥有弹性

臀部如果失去弹性，往往会下垂。由于臀部的下垂，腿看起来也会比较短，没有任何线条美可言。臀部下垂的原因有很多，如臀部赘肉增加，骨盆弯曲导致身体无法正常地进行新陈代谢，以及错误的生活习惯与姿势带来的身体变形，等等。

• 苹果臀的第二个条件是立体感

臀部如果没有肉，那么下半身也不会有曲线美。臀部之所以平坦，是由于臀部肌肉不够发达。简而言之，臀部就是包裹着骨盆的肌肉组织。如果不运动，臀部肌肉不可能变得发达。因此，通过持续地进行提臀运动，可以练出漂亮的苹果臀。

• 苹果臀的第三个条件是左右均衡

如果一边的臀部比另一边大或者高，这样的不均衡臀部绝对不可能形成好身材。之所以会这样，是因为臀部只有一边的肌肉变得发达。例如，有些人站立的时候经常歪着，从而整个身体的重量便全部加在了一条腿上；还有人经常盘腿而坐，从而使一端的臀部和腿部来回地刺激，这样的生活习惯都会破坏臀部两侧的均衡。不均衡的臀部，不仅会使整个身体线条显得不美观，还会造成骨盆和腰部的弯曲，从而引发腰痛和脊椎痛。

• 苹果臀的第四个条件是脊椎

苹果臀的第四个条件是脊椎。我们平时经常看到的"鸭子屁股"，其实就是脊椎弯曲的一个信号。长有"鸭子屁股"的人，脊椎往往失去了正常的生理曲度，后背隆起，腰部内陷，甚至有些时候由于腰部的过度弯曲，导致骨盆前倾，最终造成屁股明显突出，像鸭子一样。大部分的"鸭子屁股"不是由于先天的脊椎弯曲造成的，而是由于后天形成的错误的生活习惯给脊椎造成了很大的负担。

因此，矫正不良姿势与拥有良好的生活习惯对于塑造苹果臀十分必要。大家一定要记住，就是这些不良姿势和平时无意间形成的坏习惯，让我们的臀部失去了弹性、立体感与均衡。

节食反而积累更多脂肪

　　不当的饮食习惯会将人的体质变成脂肪储存型体质，因此大家一定要重视对体内脂肪量的控制。通常大家一提到"减肥"，脑海中马上浮现的就是饥饿疗法，认为只要减少食物的摄入量，面部就会自然而然地变得瘦长，体重也会跟着减轻。事实上，这是一种错觉。虽然饥饿疗法能够在短期内起到减肥的效果，但是从长期来看，饥饿疗法往往使人处于过度饥饿的状态并承受很大的压力，结果很容易出现体重反弹的现象。

• 饥饿疗法造就脂肪储存型体质

　　如果突然间减少食物的摄入量，身体内部会自然地开始储存大量脂肪用于消耗，时间久了，便会形成脂肪储存型体质。人的身体总会根据人的生活习惯做出自动反应，如到吃饭的时候，不用任何人提醒，人便会感到饥饿，这是因为身体本身早就已经养成了一天三餐的习惯。这种情况下，如果突然间饮食变得不规律，身体便会为了预防营养不足，将本来应该排出体外的脂肪甚至废弃物留在体内，整个过程最终就形成了我们所说的"脂肪储存型体质"。

• "一日三餐"是节食的保证

　　想健康地减肥，有规律的一日三餐是非常重要的。一日三餐，能够将摄入的食物变成身体所需的能量消耗掉，并将多余的脂肪顺利地排出体外。

一日三餐中最重要的是早餐。因为即使在我们晚上休息的时候，我们的身体也在不停地工作。虽然活动量比白天低很多，但是体内的器官会一刻不停地将之前储存的能量全部消耗掉。所以，当早晨我们醒来的时候，体温、血压、能量都处于相对较低的水平。在这样一个体能非常脆弱的情况下，早晨如果不摄入食物，将会导致血糖值降低，而无法向大脑提供能量。早餐最好要富含碳水化合物、蛋白质和维生素，另外脂肪含量尽量要低。

　　苹果、香蕉、泡菜、南瓜、番茄、菠菜等蔬果，以及豆腐、大酱、鸡蛋、牛奶、酸奶等高蛋白食物都是很好的早餐之选。另外，油腻、硬而凉的食物，以及不易消化的食物最好不要作为早餐。

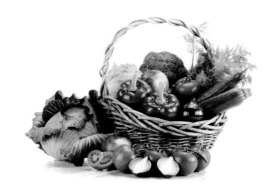

腿发飙了！下肢静脉曲张与淋巴性浮肿

如果平时忽视腿部出现的一些异常现象，则极有可能会导致腿部重病。在腿部的众多疾病中，最具代表性的是下肢静脉曲张和淋巴性浮肿。

• 导致血管凸出的下肢静脉曲张

下肢静脉曲张的症状是在皮肤下面会出现像淤青一样的青色血管或者有弯弯曲曲的血管凸出来。导致这一疾病的原因有很多：遗传因素，女性体内激素分泌水平的变化，也包括月经、怀孕和分娩时期，在这个过程中，由于女性的血管变得十分脆弱，也会导致血管凸出。长时间的站立会使患下肢静脉曲张的发生率大大增加，长时间一动不动的坐姿也会导致同样的问题出现。

需要注意的是，最近越来越多的女性为了使自己的双腿变得更加漂亮，穿一些塑形内衣、紧身裤、弹力裤、长筒靴等，这些服装都会给双腿带来负担，阻碍腿部正常的血液循环，容易导致下肢静脉曲张的出现。

• 什么是淋巴性浮肿

所谓淋巴性浮肿，是由于淋巴结受到损伤，而使由淋巴管排出的体液无法被人体吸收，这些体液堆积在身体的各个部位，从而造成浮肿。淋巴管在体内起着门将的作用，当门将不再开门的时候，体液就会涌向身体的各个部位，引起浮肿。有些淋巴性浮肿是由于先天性的原因造成的，也有很多是由于接受放射性手术治疗或遭到感染所引起的。

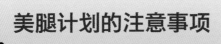

美腿计划的注意事项

- **不要从一开始就贪心于动作的完成度**

    在本书中，有很多动作的难度非常大。因此，要慢慢地适应动作，然后随着对动作的了解，逐渐提高每个动作的完成度。

- **不要"13579式"（间隔式）进行运动**

    很多人到将近完全掌握每个动作的时候，经常选择只做几个高难度的动作而忽视其他的动作，这是一个错误的运动习惯。请大家牢记，所有的运动课程，不是强调每一个动作的效果，而是强调前后连续动作共同产生的效果。

- **用餐2小时以后运动**

    比起饭后马上就进行运动，用餐2小时以后再运动的效果更好一些。运动开始前，喝一些温水放松一下身体，将会获得更好的效果。

- **要将脊椎和膝盖舒展开再进行运动**

    为了提高运动效果，一定要将脊椎和膝盖舒展开，然后再进行运动。

- **要专心于动作、呼吸、意识**

    对于幅度很大、很难模仿的动作要专心于动作本身，尽全力去完成；而对于那些幅度小又简单的动作，要专心于呼吸与意识。

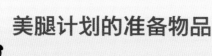

美腿计划的准备物品

- **椅子**

  重新思考一下椅子的用途。椅子可不是只有在学习的时候才能用得到，椅子也可以像熨斗一样将腿熨得笔直，因此椅子可是必选之物。

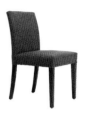

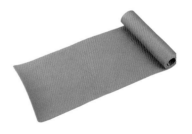

- **书或者毛巾**

  随手可得的书或者毛巾也能成为练就美腿的辅助工具。想要一些重量感的话可以选择利用书，不想勉强的话可以选择把毛巾折成一半大小后使用。

- **垫子**

  在地上做动作的时候，为了避免关节与脊椎受伤，必须要用瑜伽垫子。

- **慢跑鞋**

  虽然马赛族能够在草原上光脚奔跑，但是为了美足，请给双脚挑选一件合适的"衣服"吧！

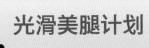

光滑美腿计划

当别人瞅自己的时候，为了自己的背影更加亮丽，必须有双光滑水润的腿。角质去除，腿部除毛和水分供给是拥有光滑美腿的三个必要条件。

• 角质去除——感受脱光的感觉

身体不同位置的皮肤褶皱程度不同，像膝盖一样非常粗糙的部位，往往会产生较多的角质。如果对膝盖部位的角质置之不理，则会看起来像黑灰一样，非常影响腿部的美观。

清除角质的时候，想要获得最佳的效果，则需要先将皮肤的温度提高。因此，在沐浴的时候去除角质是一种不错的选择。

▷ 如果想在较短的时间内去除角质，就需要先用磨砂膏对粗糙的部位进行按摩，然后用保鲜膜包起来敷上热毛巾，经过5～10分钟后，对粗糙部位进行搓洗，会取得十分不错的效果。角质去除，每周进行1～2次最合适。而且需要根据不同的皮肤类型选择不同的产品。例如，腿部干燥的话，最好选择一些能够保湿的产品；角质比较少的人最好选择颗粒较小且较温和的磨砂膏。另外，去除角质的时候，由于皮肤处于一种受刺激的状态，要在皮肤表面涂一层保湿剂，避免水分的缺失。

• 腿部除毛——开始管理毛发吧

最近，"下衣失踪"风格越来越流行。因此，即使在寒冷的冬季，腿部除毛也变得越来越重要。要不然穿丝袜的时候，腿毛突然露出来是多么令人难堪！想要永久性地去除毛发，根据每个人的不同体质，一些人可能一次就可以完全去除，但对于大部分人来讲则需要3～5次的手术才能彻底去除。

▷ 在家自己动手除毛也是不错的选择。先在腿上涂一层脱毛膏，然后用女性专用剃毛刀刮毛即可。也可以按照腿毛的生长方向在上面涂一层蜡，然后贴上一层布，朝腿毛生长相反的方向用力揭除即可。通常电影或者连续剧中看到女性除毛的时候痛苦地哭喊，其实上述两种除毛方法并不是十分痛，操作方法也十分简便。除此之外，除毛的时候一定要先对腿部进行清洗，去毛以后也要定期进行除毛，以保持清洁。

• 水分供给——将腿从沙漠里解救出来

保湿对于身体线条保养十分重要。当涂上保湿剂以后，皮肤的表面会形成一层薄膜，锁住皮肤内的水分，让皮肤湿润。大家使用最多的就是乳液类产品，由于乳液类产品的浓度比较适中，因此能够适合大部分人群。而霜类产品由于浓度较大，则比较适合皮肤干燥的人群。

▷ 如果从季节的层面上来看，霜类产品则更适合在秋冬季使用。油脂类产品对于皮肤的保湿有着十分显著的效果。在身体比较容易干燥的部位，如膝盖、后脚跟上等部位涂上一层油脂类产品，然后进行按摩，让皮肤充分吸收，这样干燥的皮肤就会变得十分柔软，效果非常明显。另外，如果在腿上喷上一层身体喷雾，不仅味道十分迷人，还能够提高皮肤的保湿能力。在炎热的夏季，使用乳液或者油脂类产品可能会使身体吃不消，这时用身体喷雾效果会更好一些。关于保湿剂，一般为感觉皮肤干燥时使用即可。但是，当大家冲完澡以后，一定要记得涂保湿剂。虽然在刚刚洗完澡的时候，感觉自己的皮肤既柔软又湿润，但是由于身体当时的温度比较高，皮肤表面的水分在很短的时间内就会蒸发掉，与此同时，体内的一些水分也将被一起蒸发。因此，在洗完澡3分钟以内，一定要涂上一层保湿剂。

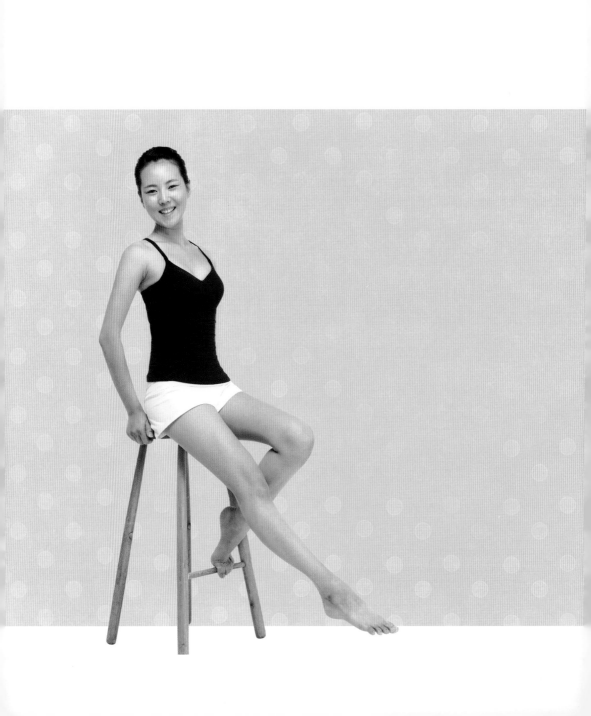

Part 2

美腿，寻找适合你的处方

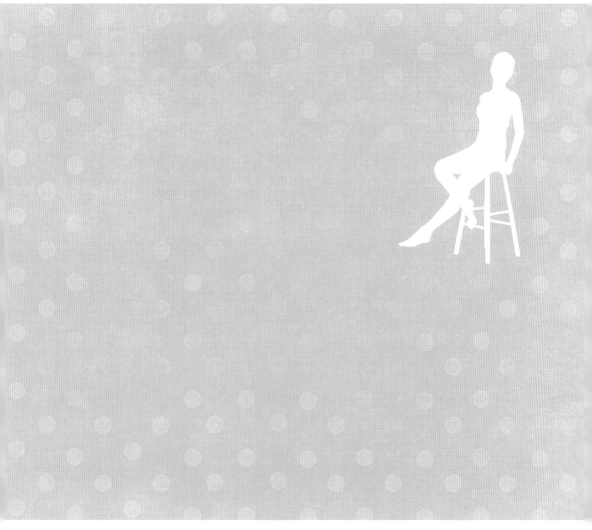

测量自己身体的"尺寸"

1. 测定体质指数

所谓体质指数（BMI，Body Mass Index），是利用身体自身的身高与体重来测定自己的脂肪量的一种测定方法，算法是将自己的体重（千克）除以身高（米）的平方。

体重偏轻	不足18.5
正常	18.5~22.9
体重偏重	23.0~24.0
肥胖	24.0~30.0
超胖	30.0以上

- **BMI＝体重/身高²**

- **例如**｜如果身高为163厘米，体重为54千克，那么体质指数为54/1.63×1.63＝20.32，为正常。

- 另外，通过测定体内的脂肪量，还可以间接地检测体内肌肉的比例。因为脂肪量与肌肉量成反比，脂肪指数越高，肌肉的比例就越低；相反，脂肪指数越低，则肌肉的比例就越高。

2. 测量腹部脂肪率

腹部脂肪率 (WHR，Waist Hip Ratio)，是指腰部与臀部之间的比例，也被称为内脏肥胖率。

轻度肥胖	0.85以上
正常	0.8~0.85
黄金比例	0.7

- **WHR＝腰围/臀围**

- 测量腰围时，要测经过肚脐眼的肚子的周长；而测量臀围时，要测经过臀部最翘起部位的周长。

- 腰围/臀围的比例如果为0.7的话，身材则非常理想。

3. 测量下肢肥胖率

下肢肥胖率可以通过间接的手段测量，胸围与臀围的比例便是下肢肥胖率。即下肢肥胖率由上半身与下半身的比例决定，之所以这样计算，是因为大部分下肢肥胖的女性大腿与臀部偏大。

胸围+5厘米<臀围，则下肢肥胖

臀围比胸围大4~5厘米的话，是正常的体型。但是如果大于这个范围，则认为是下肢肥胖。

检查清单
——看看自己腿部的问题属于何种类型

●请这样制订自己的检查清单

❶ 请在对应的类型处用"√"进行标记。

❷ 清点标记的个数，按照个数查看相应的注意事项。

❸ 十分糟糕的下肢往往是由2~3个问题引起的，因此除了要了解主要原因外，还要熟悉次要原因。

●我的下肢类型

类　型	个　数
A 骨盆型	
B 弯腿型	
C 浮肿型	
D 肥胖型	

●A~D选项中，排前两名的类型是 _____ , _____

A 骨盆型

骨盆弯曲引起的糟糕腿型

□ 立正的时候肩膀朝一边倾斜。

□ 两侧的屁股高低不一。

□ 平时比起小包，更喜欢背大包。

□ 坐的时候喜欢将腿盘起来。

□ 平时喜欢穿高跟鞋。

□ 每周运动一次，或者根本不运动。

□ 听别人说过自己是"高低屁股"、"鸭子屁股"。

□ 站着的时间比坐着的时间更多。

□ 脚大拇指向侧边突出，穿皮鞋的时候感觉些许不适。

□ 臀部没有肉，穿笔直裤子的时候显得身材不漂亮。

□ 买下半身衣服的时候，不是按照腰部的尺寸来选择，而是按照臀部的尺寸选择。

□ 穿比较紧的裙子时，经常来回转动。

• 我的检查个数 _____

check 针对不同检查个数的方针

- 1~3个 　　比较健康。
- 4~6个 　　通过纠正不良生活习惯，可以得到有效的矫正。
- 7~9个 　　还需要做一些运动等刺激性的矫正。
- 10个以上 　需要积极治疗与矫正。

B 弯腿型

亮起健康的红灯！引发疼痛的类型

☐ 站立时，两腿靠拢，膝盖间有缝隙。

☐ 站立时，两腿靠拢，虽然大腿与膝盖能够并拢，但是小腿肚向外突出。

☐ 月经的时候，比起腹痛，腰痛更加严重。

☐ 消化不良，总是感觉腹胀。

☐ 便秘。

☐ 站立的时候，喜欢用一条腿站立，承受整个体重。

☐ 不喜欢坐椅子，喜欢坐地上。

☐ 坐椅子的时候，喜欢把双腿放在椅子上或者盘腿而坐。

☐ 站立的时候，姿势不端正，总是歪斜。

☐ 骨盆倾斜或者两侧骨盆的高度不一。

• 我的检查个数 _____

 check 针对不同检查个数的方针

•1 ~ 2个	腿比较舒展。
•3 ~ 5个	通过纠正不良生活习惯，可以得到有效的矫正。
•6 ~ 7个	还需要做一些运动等刺激性的矫正。
•8个以上	需要积极治疗与矫正。

C 浮肿型

长期下去可转化为脂肪的类型

☐ 早晨和晚上，胳膊或小腿经常浮肿。

☐ 喜欢穿紧身弹力裤或瘦腿裤。

☐ 下半身比上半身肉多，臀部、大腿、小腿比较粗。

☐ 一日三餐中，晚饭吃得最多。

☐ 手脚经常很凉，冬天时由于脚感觉凉而喜欢穿"睡眠袜子"。

☐ 经常产生一些皮肤问题，如痘痘或者小疙瘩等。

☐ 偏爱辣而咸的食物。

☐ 用手指尖按压皮肤，留下的压痕会保持很久不消退。

☐ 一天之中，体重变化多达2千克以上。

☐ 早晨起床后，眼皮经常浮肿，要到下午才能消除。

☐ 认为自己是就算喝水也会长肉的类型。

☐ 小便时感觉很不舒服。

• 我的检查个数 _____

check 针对不同检查个数的方针

- •1～3个　　离腿部浮肿尚且遥远，比较健康。
- •4～6个　　通过纠正不良生活习惯，可以得到有效的矫正。
- •7～9个　　还需要做一些运动等刺激性的矫正。
- •10个以上　　需要竭尽全力治疗浮肿。

D 肥胖型

下半身肥胖型

☐ 皮肤弹性很差，经常有种下垂的感觉。

☐ 身体偏瘦，但是腹部、臀部和大腿处赘肉较多。

☐ 比起蔬菜，更喜欢肉类食品。

☐ 经常饮酒。

☐ 整体上看属于比较有肉的类型。

☐ 腹部脂肪率在0.85以上。

☐ 突然间长很多肉。

☐ 体质指数在25.0以上。

☐ 臀围比胸围大5厘米以上。

☐ 肚子里经常有气体，还经常腹泻。

• 我的检查个数 _____

 check 针对不同检查个数的方针

· 1～3个　　　离下半身肥胖尚且遥远，比较健康。

· 4～6个　　　通过纠正不良生活习惯，可以得到有效的矫正。

· 7～9个　　　还需要做一些运动等刺激性的矫正。

· 10个　　　　需要竭尽全力治疗肥胖。

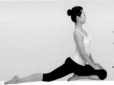

不同腿型的应对处方
——选择适合自己的最佳方法

请这样确定适合自己的处方

除了要了解第一位的原因外，还要熟悉次要原因。

• A 骨盆型＋B 弯腿型

　　如果骨盆转动或者歪斜的话，臀部和腿部也会跟着歪斜。弯曲腿产生的主要原因之一就是骨盆倾斜，这两者有着深刻的关联性。因此，如果属于此两种类型的话，建议你多做"矫正骨盆&提臀运动（p46～55）"。

• B 弯腿型＋D 肥胖型

　　腿是用来承受全身重量的器官，如果身体过于肥胖，会对膝关节造成非常重的负担，使腿部弯曲，严重的时候可以让腿部完全变形。因此，如果属于此两种类型的话，建议你实施"矫正O型、X型腿的运动计划（p64～71）"。

• A 骨盆型＋B 弯腿型＋D 肥胖型

　　骨盆如果歪斜的话，便会引起下半身的血液循环问题，导致脂肪分解困难。因此，如果属于此三种类型的话，建议你注意"改变生活习惯（p39～45）"。

• A 骨盆型＋C 浮肿型

　　骨盆如果歪斜的话，会造成水分代谢不均衡，从而引发腿部的浮肿。因此，如果属于此两种类型的话，建议你注意饮食，尽量实施"治疗腿部浮肿的运动计划（p76～83）"。

• C 浮肿型＋D 肥胖型

　　肌肉有助于体内水分代谢，如果过于肥胖，则说明肌肉量比较少，体内的水分代谢也就变得十分困难。因此，如果属于此两种类型的话，建议你实施"治疗下半身肥胖的运动计划（p92～111）"。

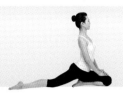

不同类型的处方

骨盆型下半身 vs 弯腿型下半身

所谓骨盆型下半身，是指由于骨盆出现问题，导致臀部、大腿、小腿产生系 列问题的情况。而弯腿型下半身，是指由于某个关节受到过重的负荷而使整个腿的形状发生变化的情况。

	骨盆型下半身	弯腿型下半身
对应部位	臀部与整条腿	膝盖与小腿
矫正关节	膝关节<骨关节	膝关节>骨关节
矫正姿势	坐姿<站姿	坐姿>站姿
重点管理	力量运动	拉伸运动
饮食习惯	有助骨盆健康的饮食	有助骨骼健康的矿物质类饮食

浮肿型下半身 vs 肥胖型下半身

浮肿型下半身是指体内水分无法排出，多余水分堆积在体内引起下肢浮肿的情况。肥胖型下半身是指体内脂肪大量堆积在腿部的情况。这两种都与血液循环和胃肠功能发生病变有关，但是由于个人饮食与运动方法的不同也会产生很大差异。

	肥胖型下半身	浮肿型下半身
对应部位	臀部，大腿，小腿	小腿，膝盖，脚踝
区分方法	体内水分<体内脂肪	体内水分>体内脂肪
重点管理	创造体内环境，促进新陈代谢	清除体内毒素
饮食习惯	以水果与蔬菜为主	以低盐食物为主
运动方法	进行有氧运动，如快走、跳绳	避免剧烈运动，可散步或做伸展运动

Ⓐ 型 🚶 骨盆型

　　如果你属于这种类型，那么你的骨盆与臀部肯定有问题，骨盆不端正，臀部的外观也不漂亮。想要让自己的腿部纤细而美丽的话，就需要先矫正骨盆，同时锻炼臀部的肌肉，使臀部富有弹性，这样臀部才能变得漂亮。另外，就像前面提到的，当骨盆不端正的时候，脊椎也会变得倾斜，造成身材失去线条美。更加严重的是，不端正的骨盆会影响下半身的血液循环，导致脂肪与体内排泄物堆积在腿部，也就形成了下半身肥胖。正是由于此原因，大部分属于骨盆型的女性，也都同时属于肥胖型。

·纠正不良习惯

　　如果站姿不对，就会破坏脊椎、骨盆的均衡，甚至骨关节也会产生问题。因此，要严格注意自己的直立习惯，保持姿势端正。

·注意走路的姿势

　　11字行走法与三级步行法（p41）对于瘦身及骨盆矫正非常有帮助，甚至有时候仅仅通过矫正走路姿势，也可以获得笔直的美腿。

·力量运动也要同时进行

　　用来支撑骨骼的肌肉如果太弱的话，即使小小的冲击也会导致骨骼的变形。特别是对于大部分女性来讲，由于上半身比男性要狭窄，更容易造成内脏下垂，从而引起骨盆的歪斜。因此，一定要增强力量的锻炼，以预防骨骼变形。

·对骨盆十分有益的食物

　　海带、蜂蜜、葵花子、菠萝、桃子、鲢鱼、金枪鱼、牛肉、猪肉等对于骨盆非常有益。

Ⓑ 型 ✔ 弯腿型

　　如果你属于这种类型，你肯定正在为自己的弯腿而苦恼。弯腿不仅影响自己的形体，而且还对健康十分不利，因此亟须矫正。腿部弯曲，会造成骨盆错位，从而引发腰部疼痛。此外，还会引发痛经、月经不调等女性疾病，以及便秘、消化不良等一系列问题。不仅如此，如果你的体重偏重，对弯曲的腿部会造成更加严重的影响，所以减轻体重十分必要。

·请注意坐姿

　　造成腿部弯曲的原因有很多，主要有盘腿坐、斜身站立、长期保持坐姿等，这些都是非常不健康的习惯。因此，如果你的腿是O型腿、X型腿的话，一定要注意改变不健康的身体姿势。

·请注意控制体重

　　如果你的腿比较弯曲，那么请务必对体重进行控制。体重过重的话，会加重腿部的负荷，甚至会引发一些关节疾病。

·对骨骼有益的食物

　　虽然人体内只有不到4%的矿物质，但是这些矿物质却是决定骨骼健康的必需营养素。由于矿物质直接与骨骼健康相关，所以一定要熟记人体必需的几种矿物质元素。

C 型 浮肿型

　　如果你属于这种类型，那么你的腿肯定非常容易肿胀。当人的身体发生浮肿，则意味着体内体液增加，从而影响正常的营养供给和废弃物排出。同时，由于本来应该排出体外的毒素持续地堆积在体内，会造成体内脂肪量的增加，从而使腿部出现很多病变。虽然不是所有的浮肿部位都会转变为赘肉，但是如果浮肿症状维持的时间过长，则经常会导致身体硬化，使身体彻底失去线条美。因此，想要保持良好的身材，消除浮肿十分必要。

·注意低盐饮食

　　同其他类型相比，浮肿型的出现与饮食习惯有着比较深的联系。饮食口味偏重，更容易引起浮肿。如果经常食用过咸食物，由于渗透压的作用，会导致体内水分增加，出现浮肿。因此，请务必注意自己的饮食，养成低盐的饮食习惯，从而来调节体内水分的平衡。

·爱上洗半身浴

　　除了由于肌肉和血管发生病变引起的严重浮肿以外，其他的诸如疲劳引起的简单浮肿，可以通过沐浴来提高体内的温度，促进血液循环，从而排出体内的废弃物，最终消除浮肿。

·开始进行减食疗法

　　当体内废弃物堆积就会引起浮肿，从而对内脏造成负担。因此，比起"饥饿疗法"，少量饮食的"减食疗法"更有助于体重的控制。

D 型 💧 肥胖型

　　如果你属于这种类型，那么你肯定正在为腿部赘肉多而苦恼。血液里流淌的脂肪量如果变高，血就会变得混浊、黏稠，血液循环将减弱。而且最为严重的是影响了肠胃、肾脏、膀胱等器官的解毒与排毒功能，导致各内脏不能正常工作，身体变得十分容易长肉。对这种症状，适量的运动十分必要。另外，减肥最重要的是先要观察自己的骨盆是否有问题，是否有浮肿现象的发生。腿部长赘肉的主要原因是错误的饮食习惯和缺乏运动，因此要立刻开始纠正暴饮暴食、夜宵、饮酒等不良的饮食习惯。

·注意管理体温

　　如果体温偏低，体内的废弃物就很容易堆积，从而造成腿部浮肿和赘肉的产生。通过沐浴的方法，可以使体温升高，从而促进血液循环，对体内废弃物的排出非常有帮助。因此，对于平时不易出汗与小便少的人，特别推荐这种方法。

·注意细节

　　想要解决下半身肥胖，首先要创造一个不长肉的体内环境。只有全身肥胖得到解决，下半身才有可能随之变得苗条。因此，比起对每个部位进行减肥的方法来说，首先要努力养成"再怎么吃也不长肉"的生活习惯。

·多注意解毒与排毒

　　想拥有完美的下半身，必须要使体内气血的流动十分顺畅。便秘会妨害体内气血的流动，使大量废弃物在体内堆积。对于那些下半身远远比上半身肥胖的患者，或者正在受便秘困扰的患者，推荐多注意解毒与排毒。

·排出、分解脂肪

　　想造就富有弹性的线条美，需要首先清除体内堆积的脂肪。特别是对于臀部、大腿、小腿等部位的脂肪，要想办法进行分解。

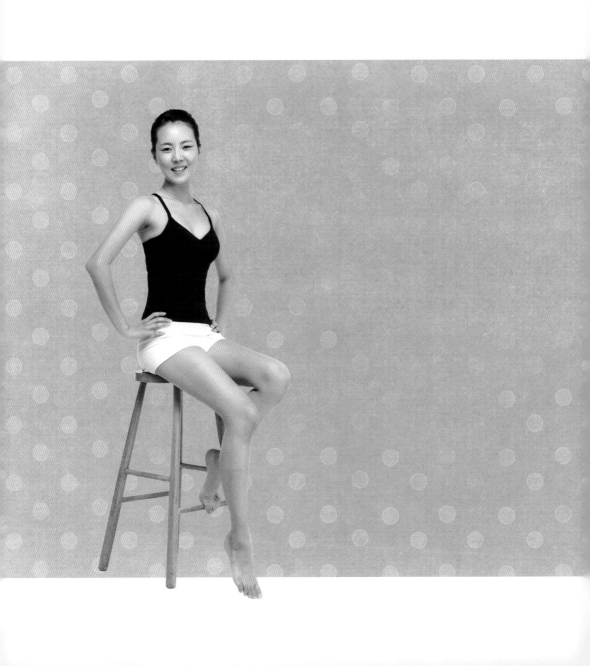

Part 3

美腿针对性方案，马上行动

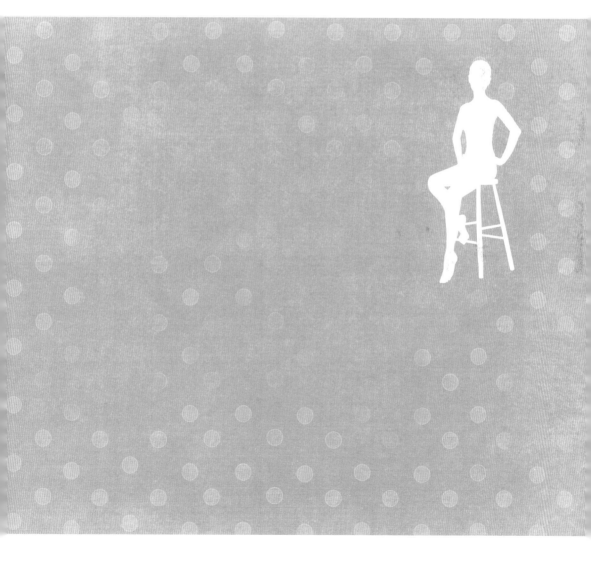

Chapter 1

"骨盆型"计划——纠正骨盆弯曲引起的糟糕腿型

所谓"骨盆型下半身"

"骨盆型下半身"是指骨盆部位发生扭曲或产生其他问题，导致大腿、臀部、小腿等下半身乃至全身发生病变的现象。由于骨盆是连接上半身与下半身的重要结构，如果骨盆发生问题，全身将陷入灾难。骨盆前倾，身体其他部位也会迎合骨盆重新排列，这种现象被称为"身体的补偿作用"。

当然，这种身体的补偿作用也影响着骨盆与下半身之间的关系。如果骨盆与下半身发生错位，在臀部、大腿、小腿等部位均会产生赘肉，本来主要致力于燃烧脂肪的肌肉也无法正常工作，变得十分僵硬，这就是骨盆型下半身与肥胖型下半身经常同时出现的原因。

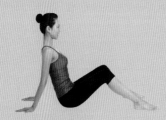

● EXERCISE LIST

90° 姿势，强化臀部肌肉 / 蝎子姿势，造就最美臀部
螃蟹步，造就苹果臀 / 杠杆姿势，矫正倾斜骨盆
钻石姿势，放松骨盆 / 假小子姿势，缩紧骨盆
鲫鱼姿势，放松骨盆周围肌肉 / 提骨盆运动，使骨盆变窄
蚂蚱姿势，上提臀部 / 蝴蝶姿势，排出骨盆内废弃物

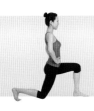

Change 改变生活习惯

1. 先开始纠正不良习惯

如果当你盘腿而坐感觉比较舒服的时候，就证明你的骨盆已经弯曲了。像这样，由于我们平时生活中养成的一些不健康的习惯而破坏了我们身体均衡的情况十分常见。因此，首先要纠正我们的不良生活习惯。

• 将骨盆扭曲的直立习惯

很多人为了站着的时候舒服一点儿，身体稍微倾斜将全身的重量负载在一条腿上，这种站姿被称为"单腿站立"。由于这种姿势使一条腿处于放松状态，而另一条腿过于负重，经常会导致骨关节转动，骨盆向前倾斜，最终导致骨盆型下半身的出现。

还有一种姿势和"单腿站立"十分类似，即倚在墙上的姿势。这种姿势对腿和脊椎都会产生很大的负担。不管是将双臂放在胸前倚在墙上，还是下垂双臂倚在墙上，都会在无意识中使身体变得十分劳累，身体的各个部位也会为了缓解劳累而改变方向。这样，由于姿势不正确而使身体受力不均匀，最终也将导致骨盆扭曲。

•矫正着装习惯

不要斜挎包

背双肩包可以使重量分散，但是斜挎包，就很容易使身体的一边承担所有重量。这样，肩膀肯定会倾斜一边，身体为了适应不均衡的重量，便会出现不正确的姿势。特别是对于女性而言，随身携带的小东西非常多，需要选用比较大的背包，经常会比较沉重。这也是女性经常用一条腿站立进行休息，或者靠在墙上休息，从而导致骨盆倾斜的原因。因此，为了避免养成坏习惯，请尽量减轻自己背包的重量。如果必须要使用斜挎包，请用双手直接提着，用肩膀负重的时候，请经常左右交换一下。

脱下高跟鞋

看起来漂亮的高跟鞋，却让从脚后跟到脚底板然后再到前脚趾的"三段步行"变为不可能。由于鞋跟过高，脚后跟根本无法着地，致使全身的重量全都集中在前脚趾，导致负荷过重。如果长时间地站立，还会导致小腿肿胀。另外，穿高跟鞋的最大危害是妨害血液循环，经常会诱发浮肿，彻底破坏全身的线条美。因此，建议穿高跟鞋时，尽量隔天穿，或者干脆穿女士运动鞋。

和平底鞋保持距离

为了腿部的健康，双腿需要一定的紧张感，因此建议各位一定要使膝盖和腰部保持一定的紧张状态。

如果说高跟鞋对骨盆施加了过多的紧张感的话，那么平底鞋就太不能给身体紧张感了。长期穿平底鞋，不知不觉中骨盆就会发生变形。因此，为了维持一定的紧张感，请尽量少穿高跟鞋和平底鞋，2～3厘米的鞋跟是优先的选择。

2. 注意走路姿势

　　人类的脚部由大大小小的骨骼、几个关节、肌肉和韧带组成。这些器官有机地结合在一起，可以支撑并缓冲人体重达数十千克的重量并进行走动。居住在非洲草原的马赛族可以称得上是走路最标准的"活标本"，因此，虽然马赛族人日常生活中摄入大量的动物类脂肪，但是体重、血压、胆固醇等数值并不高，大部分的马赛族人拥有令人羡慕的身材。马赛族人的走路方法有助于矫正骨盆，能够让女性拥有梦寐以求的迷人身材。

• 马赛族步法：三段步行与11字走路

　　马赛族步法的第一个核心就是将体重分散后进行走路。当马赛族人走路脚落地的时候，都是后脚跟先着地，经过脚的外侧边缘，最后将身体的重心转移至前脚趾。即后脚跟、脚中间、脚趾三部分依次着地，被称为"三段步行"。

　　但是对于大部分人来讲，都是后脚跟到脚掌的很大一部分同时着地，或者脚后跟和脚趾同时着地。这样步行的话，就会使全身的重量瞬间加在脚跟、脚踝、腿部等部位，造成这些部位容易疲劳，腿部肿胀或者走路姿势不正确。

　　其实，走路的运动效果十分明显，是塑造体型、形成身体线条美的好方法。马赛族步法的第二个核心就是11字走路。11字走路不会对脚部和腿部造成负担，能够使肌肉舒展开，让身体呈现出柔和的曲线。另外，11字走路还能促进脂肪分解和血液循环，使体内废弃物顺利地排出。30分钟不间断地行走，能够消耗和进行全身运动一样的热量，对体型的塑造非常有帮助。

• 消除赘肉：腿部运动与快走

　　快走能够提高运动效果，是一种有代表性的走路方法。快走甚至比跑步的运动效果更加明显，也能够使更多的肌肉得到锻炼。由于快走的过程中要十分用力，身体会迅速升温，导致汗液大量流出。但请注意，不要太过勉强，走路过程中如果口渴，需要及时补充水分。步伐如果过大，可能会降慢步行的速度，因此小步伐快速地行走（可以采取手轻攥拳头、腿部自然弯曲的姿势）能够取得更佳的效果。想要获得快走的效果，需要每周进行3次以上，并且每次快走的时间要在30分钟以上。

3. 增加肌肉锻炼

　　肌肉锻炼是解决骨盆型体型的万能钥匙。由于肌肉起支持关节的作用，因此肌肉锻炼能够强化肌肉，进而使关节更加坚固。另外，肌肉锻炼还能够增加骨骼的密度。强健的肌肉能够支撑骨骼，使骨骼密度上升，这些对于骨盆十分有益。

　　骨盆型体型的人与其他体型的人相比较，患有肥胖、弯曲腿、腿部浮肿等一系列复杂问题的概率会高很多。因此，不光是为了解决骨盆问题，也为了解决下半身的其他问题，必须进行肌肉锻炼。

• 时间与强度

　　肌肉锻炼每周进行3次，每次进行30分钟最为合适。做拉伸锻炼的时候，自己感觉"有点儿累"的强度比较合适。一般认为每次每个动作重复15遍、做3套的运动量适合大多数人，但是根据个人的运动水平和运动效果差异，选择适合自己身体条件的运动量最可取。对于运动量比较小的人，刚开始可选择每次每个动作重复10遍，做2套，过一段时间以后再每次每个动作重复15遍，做3套。这种循序渐进的方式非常有效。

运动的时间最好选择在早晨或者饭前2小时左右的时候，睡觉前不宜做运动。因为如果在睡觉前进行高强度运动的话，将会严重影响睡眠质量。高强度的运动下，心脏搏动加快，体温升高，入眠将变得十分困难。另外，由于运动的时候体内会产生乳酸，它是一种疲劳物质，分解这种物质需要一定的时间，因此隔天进行运动最值得推荐。当然，运动所取得的效果只能维持2天左右，千万不要长期休息。

• 运动顺序与器具的使用

肌肉锻炼的方法大致分为两种：一种是利用哑铃或杠铃举重等，即利用器具；另外一种是进行俯卧撑、仰卧起坐，或者蹲下起立等，即利用自身重量的多重关节运动。利用自身重量锻炼，虽然有强度适中和可持续利用的优点，但是如果想进一步提高运动效果，可以利用0.5～2千克的水瓶或者生活用品。进行肌肉锻炼的时候，存在先后顺序。当要进行有氧运动和肌肉锻炼的时候，需要先进行有氧运动，然后进行肌肉锻炼。之后进行肌肉锻炼的时候，需要先通过拉伸活动放松关节与肌肉。因为拉伸活动可以使关节变长，刺激骨骼，以避免在肌肉锻炼的过程中受伤。

4. 让骨盆强健的食物疗法

海带、蜂蜜、葵花子、菠萝、桃子、鲢鱼、金枪鱼、牛肉、猪肉等，都是对骨盆十分有益的食物。因此，大家平时除了注意五大营养元素的摄入，还应该多补充对骨盆有益的食物。

● 吃整体食物

所谓整体食物，对蔬菜而言，就是根、叶、茎、外壳、果实等，而对海鲜而言就是从头部到尾巴。吃整体食物，就是把这些东西全部吃掉。例如，连同骨头一同吃下的海鲜，或者未经加工的芝麻和糙米等。因为在材料加工的过程中，食品的很多营养会被破坏。如果吃整体食物，食物各个部位的营养元素可以被一次性吸收。吃饭的时候，可以不必吃很多种食物，也能补充身体所需要的营养。除此之外，吃的食物种类减少，还有助于节食。

● 吃碱性食物

常见的酸性食物有猪肉、啤酒等，碱性食物有菠菜、牛奶、海带、土豆、番茄、苹果、豆腐、莴苣等。在碱性食物中，含有丰富的钙、镁、钠、铬、铁等矿物质元素。这些营养元素，可以使骨骼变得结实。为了骨盆与关节的健康，这些碱性食物是最好的选择。因此，吃酸性食物，例如青鱼的时候，可以在里面加一些碱性的萝卜炖汤后食用。

• 吃带叶蔬菜

带叶的蔬菜里，胡萝卜素的含量很高，另外还含有丰富的钙、铁和维生素C。在众多的带叶蔬菜中，茼蒿除了能够改善便秘和贫血，还对皮肤非常好，因此备受女性的青睐。常吃的生菜也含有丰富的维生素A、维生素E、矿物质、氨基酸等。生菜和茼蒿都含有对骨盆和关节十分有益的营养元素。

• 吃含矿物质丰富的食物

大家都知道蛋白质、脂肪和碳水化合物的重要性，却不知道矿物质的价值也不容小觑。如果想维护骨盆的健康，就必须把矿物质的重要性提高到首位。钙、磷等矿物质共同组成骨骼，还能调节肌肉的收缩和松弛。

萝卜、豆芽、泥鳅等食物中含有丰富的矿物质。如果你有抽烟的习惯，请立即戒掉。因为香烟中的某些化学物质会严重妨害人体对矿物质的吸收。

90°姿势，强化臀部肌肉

• 呼吸5次为1组，左右各反复2组

本姿势是造就迷人的臀部的必选项目。为了强化臀部肌肉，也可以双手举哑铃，但是本书先从最简单的姿势开始。

How To

• 目视前方，双腿自然分开，与肩同宽，双手放置在腰间。

• 边呼气边向前方迈出一条腿，前面腿的膝盖弯曲成90°，腰向下垂，后面腿的膝盖向下，直至碰到地面为止，呼吸5次，站起换另一条腿重复此动作。

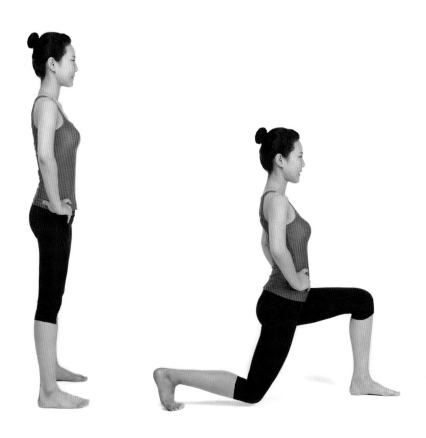

Point

应该对臀部和大腿部发力。

蝎子姿势，造就最美臀部

• 呼吸10次为1组，左右各反复2组

本姿势可使骨盆变得柔软，臀部上提。

How To

• 双手和双膝张开，与肩同宽，脚尖贴在地面上，呈下跪姿势。

• 下巴向下拉，一条腿向后慢慢抬高，保持住，呼吸10次，换另一条腿重复此动作。

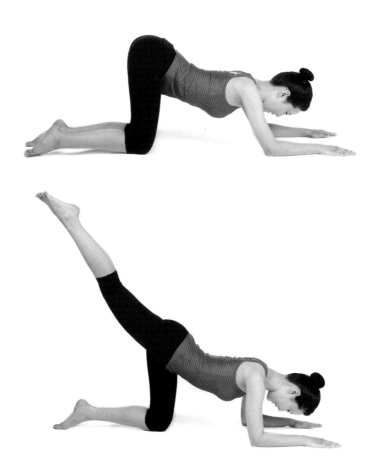

Point

如果有推动腹部和展开腰部的感觉，提臀的效果将会更加明显。

螃蟹步，造就苹果臀

· 呼吸10次为1组，反复2组

仰坐、向上提臀的动作可以使平时用不到的臀部肌肉得到锻炼。这个动作可以使臀部紧缩，骨盆变得柔软，这样臀部就会自然上提，同时也将变小。

How To

· 坐在地面上，双手和双腿展开，双手和双脚着地，与肩同宽。

· 双手支撑地面，臀部向上提，双膝并拢，保持住，呼吸10次后放松。

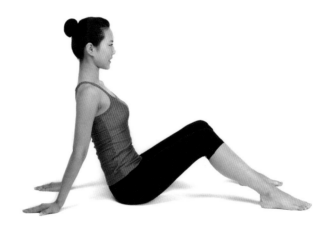

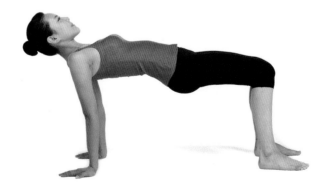

Point

臀部应尽力向上抬提。

杠杆姿势，矫正倾斜骨盆

· 呼吸10次为1组，左右各反复2组

本姿势将腰椎、骨盆和大腿骨骼像杠杆一样展开，骨盆可以得到矫正。

How To

- 平躺在地面上，提起双膝，双腿并拢。
- 双手支撑地面，并拢的双膝倒向一边，保持住，呼吸10次，换另一边重复此动作。

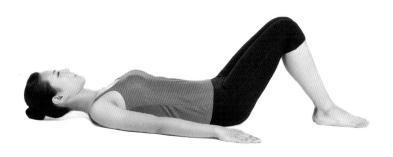

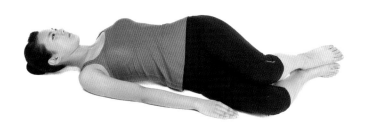

Point

当双膝倒向一边时，另一侧的骨盆会离地，但必须保持背部始终贴在地面上。

钻石姿势，放松骨盆

· 呼吸10次为1组，反复2组

如果骨盆关闭，那么内脏器官就会发生故障，导致消化不良和便秘。本姿势能够矫正骨盆，使双腿变细，有助于提高消化功能。

How To

- 平躺在地面上，双脚掌贴在一起，弯曲膝盖，向外面伸展。
- 呼吸的同时，按自己喜欢的频率反复地提膝、降膝。

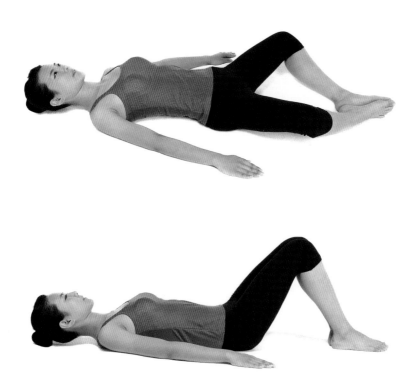

假小子姿势，缩紧骨盆

· 呼吸10次为1组，反复2组

如果骨盆过于打开，腹部将会凸出，臀部没有凹凸感而显得很平。本姿势和前面的钻石姿势同时进行，能够更快地使僵硬的骨盆变得柔软。

How To

- 平躺在地面上，双脚打开，略宽于肩，脚与膝盖成90°。
- 双臂支撑地面，双膝向中间收拢，直至接触地面为止，正常呼吸。

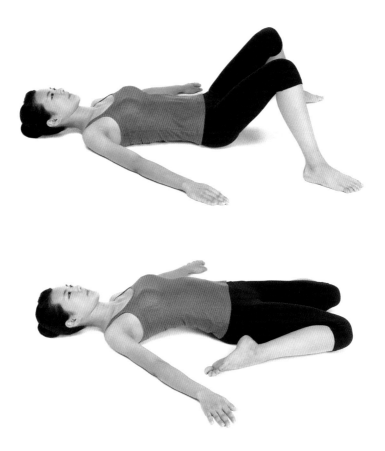

Point

进行此动作时，骨盆不要离开地面。如果双膝无法碰到地面，尽力做到自己可以达到的程度即可。

鲫鱼姿势，放松骨盆周围肌肉

• 呼吸10次为1组，反复3组

本姿势可以矫正骨盆，放松骨盆周围的肌肉。通过轻轻地晃动，来放松紧张的身体与心情。

How To

• 平躺在地面上，双手贴在两胯上。

• 将脚后跟和肩膀固定在地面上，臀部提起稍稍离地，左右摇摆臀部，呼吸10次后放松。

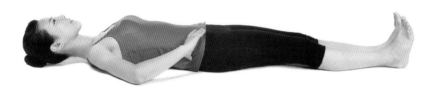

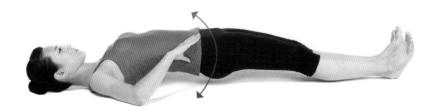

Point

臀部轻轻地拂过地面，双手要注意维持左右均衡。

提骨盆运动，使骨盆变窄

· 呼吸10次为1组，反复5组

这个运动可以使张开的骨盆变窄，预防小便失禁，还能够去除骨盆与臀部的赘肉，使臀部充满弹性。

How To

- 平躺在地面上，将双手放在臀部两边，双膝弯曲，目视上方，双腿张开，与肩同宽。

- 吸气时提臀，呼气时将臀落下，呼吸10次后放松。

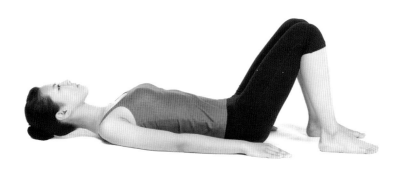

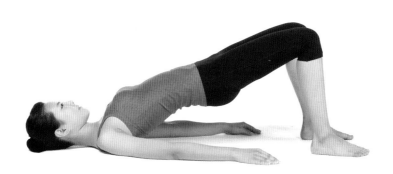

蚂蚱姿势，上提臀部

· 呼吸5次为1组，左右各反复2组

本姿势可以强化臀部和大腿后部的肌肉，特别是能够让臀部具有弹性。如果你想改变一下自己下垂的臀部，那么入睡前就请做这个姿势吧。此外，这个姿势还可以帮助睡眠。

How To

· 平卧在地面上，下巴着地，双腿和双臂完全舒展开，手掌朝上，放在臀部两边。

· 一边呼吸，一边抬起左腿，呼吸5次，换右腿重复此动作。

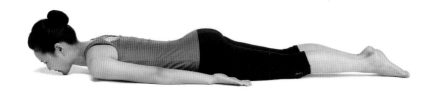

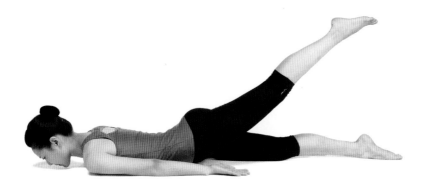

Point

向后抬腿的时候，注意骨盆不要脱离地面。

蝴蝶姿势，排出骨盆内废弃物

· 呼吸10次为1组，反复2组

本姿势可以将骨盆打开后再闭合，刺激骨盆排出堆积的废弃物。另外，当骨盆受到刺激时，女性的内分泌会变得十分旺盛，能够解决女性月经不调的问题和提高膀胱功能。

How To

- 保持腰部端正而坐，双脚掌贴在一起，双手环绕脚背。

- 一边呼吸，一边将膝盖向下移动。

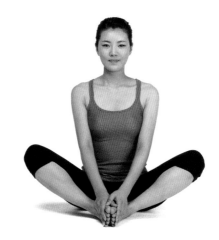

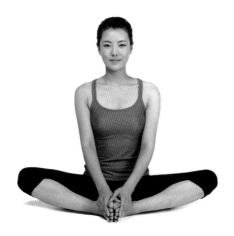

Point

尽量使膝盖外沿着地。

Chapter 2

"弯腿型"计划

——纠正不良姿势和疼痛引起的弯曲腿型

所谓"弯腿型下半身"

　　大家常见的O型腿、X型腿，就属于弯曲腿型。弯腿型下半身是由于膝关节排列歪斜或者某个特定的关节负荷过重，而使下半身失去了线条美的体型。拥有弯腿型下半身的女性，骨盆有问题的几率非常高。因为骨盆如果弯曲，腿也会随着变形，继而形成O型腿、X型腿。

　　但是，如果认为就是由于自己弯曲的腿部才破坏了自己的身材的话，那么就有些过分了。因为腿部要负责支撑头部和上半身，负担如此的重量去行走、坐下、跳跃，可不是大家想象中那么简单。

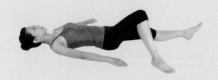

● EXERCISE LIST

　　提脚后跟运动，减小双膝缝隙 / 11字姿势，矫正双膝
　　脚尖运动，造就I型腿 / 扫地姿势，矫正O型腿
　　弯腿运动，舒展双腿 / 交叉腿下蹲运动，矫正X型腿
　　夹书起蹲运动，矫正脚踝和膝盖 / 交叉腿抬起运动，矫正脚踝和膝盖

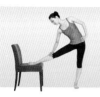

Change 改变生活习惯

1. 注意坐姿

造成腿弯曲的原因有很多，如平时盘腿坐、倾斜站立、长时间保持坐姿等一系列不良的习惯。如果你是O型腿、X型腿的话，请一定要注意你的坐姿。

• 盘腿坐在地面上的方法

弯曲双膝，将双腿盘成"W"模样，之后再将臀部置于双腿之间，这样的盘坐姿势虽然看起来十分舒服，其实由于双腿一直处于折叠状态，下半身一直承受着很重的负荷。在盘腿坐的过程中，臀部有一侧与地面接触，身体会倾斜，同时膝关节被拉伸，造成全身的紧张。如果盘腿的时间过长，还将造成腿部发麻，体内无法进行正常的血液循环。这时，会出现腰痛、臀部有刺痛感，严重的时候甚至会导致骨盆歪曲。

特别是由于盘腿坐地的时候，没有东西可以支撑腰部，所以就更加需要注意。在蜷腿的瞬间，膝关节会承受相当于体重5～7倍的负荷，理所当然地会伴随一些疼痛感。因此，当盘腿而坐的时候，如果没有靠背，就尽量倚在墙上，将腰部伸展开。如果条件允许，还是劝大家尽量坐在椅子上。

• 坐椅子的方法

　　大部分人坐椅子的时候，坐姿都倾向于歪斜。特别是很多女性，认为盘起腿来坐非常舒服。但是如果经常盘腿坐，受腿部影响，骨盆与脊椎就会产生变形。脊椎会变得弯曲，骨盆会变得左右高低不一，因此对于有这些症状的人往往第一句告诫就是"请不要盘腿坐"。脊椎与骨盆这些体内重要的骨骼如果变得弯曲的话，那么将会影响全身的正常新陈代谢和血液循环，造成肩部酸痛、腰痛、下肢浮肿、关节疼痛等一系列症状。与盘腿坐一样，网吧式坐姿也一样会对腿部造成很大的负担。所谓网吧式坐姿（"I"模样坐姿），是指屁股放在后面，而脊椎却撑得笔直。但是，脊椎本来应该是"S"状，因为那样才能在走路的时候缓冲来自身体其他部位带来的冲击。因此，如果脊椎长期保持"I"状，每次接受从身体其他部分带来的冲击时，将会十分疼痛。脊椎与骨盆相互连接，骨盆也将随之变得歪斜。

2. 注意控制体重

　　如果你属于弯腿型下半身的话，那么就必须对体重进行控制。由于身体一些部位堆积很多脂肪，会造成关节负荷过重而导致腿部变形，甚至造成腿部肥胖。事实上，每当体重增加1千克，膝盖就会承受5～7倍的压力。因此不要小看小小的1千克，它可以穿透膝盖，造成关节的各种疾病。

　　但是，盲目地认为需要"先减体重"而去节食的做法非常不可取，对自己的体重进行控制才是明智之举。

• 防止反弹的体重控制方法

　　体重控制的核心就是减少体内的脂肪量，该怎样正确地减重呢？简单点说，就是去除体内脂肪，留住体内肌肉量。但是，现实往往相反。经常可以听到有人抱怨："好不容易减了2千克，现在又长出来了。"这里存在一个误区，减掉的2千克并不是体内脂肪，而是肌肉或者水分，这就是为什么会反弹。因此不要盲目地为自己设定减肥的目标，最好的方法是系统性地进行减肥。

如果自己属于全身肥胖型，可以为自己设定一个减肥5~10千克的计划。在设定时间的时候，可以分为微减期、停滞期、再次减重期，共3个时期。这是因为体内脂肪无法在几天之内就被消除，需要制订具体计划去控制体重。

如果你的上半身很苗条，但是下半身很肥胖，则可能是由于你的骨盆倾斜或者不良生活习惯所导致。这种情况下，就需要拉长减肥期，2~4个月比较合理。

• 保留肌肉去减肥

想要燃烧体内脂肪，需要同时配合锻炼肌肉的运动。本书中介绍的拉伸运动，不仅可以使身体拥有肌肉量，还能够刺激一些不被经常用到的部位，非常有效。减少体内脂肪的一些运动，一般运动强度都不大，但是运动时间都很长，因为体内脂肪一般要在运动30分钟以后才开始燃烧。对于那些拥有弯腿型下半身的女性来讲，不仅要减肥，还要十分注意自己的骨骼健康。

为了骨骼健康，可以采用"矿物质减肥"方法。矿物质中的钙、锰、磷等不仅直接为骨骼提供营养，还是治疗弯曲腿型的必需营养元素。另外，矿物质还有安神的作用，能够让你摆脱由于节食带来的心理负担。钙、磷能够安神，而镁能够产生让人感到心情愉悦的血清素。

早餐最好以水果或者富含矿物质的食物为主，常见的富含矿物质的食物有海鲜、谷类、蔬菜、水果等，这类食物含有的热量相对较低，非常适合作为减肥食品。

肌肉训练主要是为了增加肌肉的比重，而矿物质食物则可以维持肌肉内骨骼的健康。肌肉与骨骼的关系就像牙与牙床一样，二者缺一不可，任何一方发生问题，身体都会亮红灯。特别是对处于节食期间的女性而言，千万不要忽略了骨骼的健康。

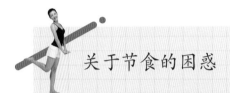

关于节食的困惑

· 月经期减少食物摄入量能减肥？

　　观察体重的变化，会发现在排卵期到月经来临期间，体重在慢慢地增加。那是由于随着激素分泌水平的变化，体内水分增加。而月经期来临后，体重便会开始减轻。因此，在月经期间减少食物摄入量，能够快速减轻体重是一个事实。

· 节食的话血液会变差，皮肤也会变得很糟？

　　各种重金属及二噁英等化学物质有能溶于脂肪的特性。因此如果绝食，这些有害物质便会进入血液之中。对这些有害物质进行解毒需要大量的维生素、矿物质和各种酶等，但是如果食物供给不足，体内无法提供这些物质，身体状况便会变得非常差。所以就算自己正在节食，也要保证一定的食物摄入量。

3. 能够强健骨骼的食物疗法

矿物质虽然在人体内的含量只占4%，但却是保持健康双腿的必需营养素。因为矿物质与骨骼的健康直接相关。矿物质包括钙、钾、镁、锰、磷、氟等，它们与骨骼的发育和构建密不可分。那么通过什么样的饮食才能补充这些矿物质呢？看一看下面的内容吧。

• 四大营养素

维生素D：维生素D有助于骨骼形成和小肠内钙的吸收，促进骨骼健康。如果缺乏维生素D，不仅会引起骨质疏松，还会引起骨骼畸形，也可能会导致腿部畸形。

维生素D不仅可以通过摄入青鱼、西兰花、蘑菇、大豆、鸡蛋、鲢鱼等进行补充，还可以通过每天进行10～15分钟的散步，即所谓的"阳光疗法"来进行补充。因为在阳光的作用下，皮肤内形成的维生素D含量会升高。而且，即使通过摄取食物补充了维生素D，如果没有阳光，也不能完全发挥作用。

▷ 富含维生素D的代表性食物：鲢鱼，由于有能够消除黑眼圈及预防皱纹的功效，所以非常受女性欢迎。鲢鱼不仅含有丰富的维生素D，还含有不饱和脂肪酸（Omega-3），能够帮助排出体内废物，防止动脉硬化。青鱼和鲢鱼类似，都是对身体非常有益的食物，请经常食用这些青色的海鲜。

钙：钙不仅能够预防骨质疏松症，还和磷、锰、氟、铁等共同形成骨组织，维护骨骼的健康。如果缺钙的话，肌肉会变得非常僵硬，骨骼也会变脆。

常见的富含钙的食物有生菜、乳制品、坚果类、海带、菠菜、豆腐等。另外，千万不要喝太多咖啡或者可乐等咖啡因类饮料。咖啡因不仅会妨碍体内钙的吸收，还会造成体内钙的流失。

▷ 富含钙的代表性食物：芝麻，含钙量是牛奶的2倍，大家经常食用的香油就是用芝麻做成的。香油里面含有不饱和脂肪酸，有助于保持血管的弹性。如果想直接食用芝麻的话，可以稍微将芝麻炒一下，那样更有利于营养的消化和吸收。

锰：锰和钙一样，作为形成骨骼的元素，在体内只有微量存在。对于大部分的骨质疏松症患者来讲，体内锰的含量都比正常人要少很多。一般医生在治疗骨质疏松症时，都会建议患者同时补充钙和锰，以提高骨骼密度。锰除了能够发挥自身的作用，还能够帮助相关维生素发挥作用。但需要注意，过多服用锰的话，会造成中毒。常见的富含锰的食物有圆白菜、谷类、菠萝、牡蛎等。

▷ 富含锰的代表性食物：糙米，含有丰富的膳食纤维，可以将体内的重金属或者中性脂肪等排出体外。此外，糙米还含有丰富的钙、镁、锰、钾等，是一种对骨骼非常有益的食物。

锌：人体超过30%的锌都存在于骨骼之中，锌对骨骼的健康有着直接的影响。另外，锌还能够防止老化，以及促进皮肤健康，是一种对女性非常重要的矿物质元素。

通过肉类和蔬菜都可以摄取锌，但是如果通过蔬菜摄取的话，摄取量非常有限，因此最好通过猪肉或者牛肉等进行摄取。常见的富含锌的食物有芝麻、芹菜、南瓜子、葵花子、肉类、苹果、牡蛎、贝类等。快餐会妨碍身体对锌的吸收，建议尽量少吃。

▷ 富含锌的代表性食物：牡蛎，是一种对骨骼非常有益的食物。牡蛎不仅含有对骨骼健康非常重要的锌，还含有其他一系列对骨骼健康非常重要的元素，如铁、磷、锰、钙等。另外，牡蛎中丰富的牛磺酸和维生素D，对于防止皮肤老化有着显著的效果。

很多将节食生活化的女性，由于无法吸收足够的营养，从而引起很多健康问题。特别是如果缺乏对骨骼的健康非常重要的矿物质元素，后果往往比想象的要严重很多。经常能够听到相关的报道说"越是体重轻的女性脊椎就越脆弱"，其中的重要原因就是过度节食。仅仅摄入蛋白质而限制脂肪、碳水化合物的摄入，忽略了关系骨骼健康的矿物质，便会出现一系列健康问题，尤其是骨骼健康。因此，请一定要记住：营养的摄入要均衡，多食用关系到骨骼健康的食物，才能够造就健康的双腿。

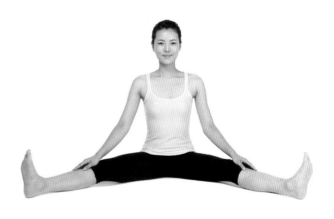

提脚后跟运动，减小双膝缝隙

· **呼吸10次为1组，反复2组**

在这个拉伸运动中，脚后跟起到了杠杆的作用，对于减小双膝并拢后出现的缝隙非常有效。

How To

- 双手置于腰两侧，两脚尖慢慢张开，两脚后跟并在一起，双脚整体呈八字。
- 两脚后跟慢慢向上抬起，此时两脚尖承担全身的重量，呼吸10次后放松。

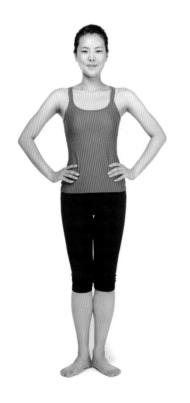 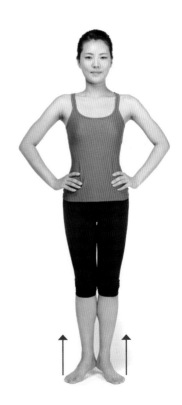

11字姿势，矫正双膝

• 呼吸5次为1组，反复3组

本姿势除了能够减小双膝并拢后出现的缝隙，还能够锻炼大腿与小腿的肌肉，使双腿变得苗条。

How To

• 坐在椅子上，腰部保持端正，双腿并拢，用毛巾进行固定。

• 双脚慢慢离开地面，双腿向前慢慢伸直，呈11字，呼吸5次后放松。

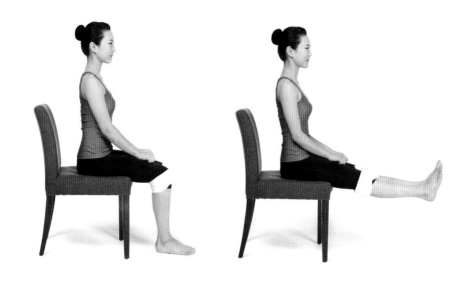

Point

开始进行此动作前，一定要用毛巾牢牢固定双腿。随着双腿的抬起，有可能会导致身体仰向后方，因此最好选择有靠背的椅子，保证安全。

脚尖运动，造就I型腿

· **呼吸10次为1组，反复2组**

站立时，将双腿并拢，如果双膝内侧张开，向外部凸出，便是O型腿，这个运动就是为了矫正这种腿型。

How To

● 坐在椅子上，腰部保持端正，双腿并拢，大腿与小腿成90°。

● 两脚后跟贴在地面上，两脚尖慢慢抬起，向左右两边最大化地张开，呼吸10次后放松。

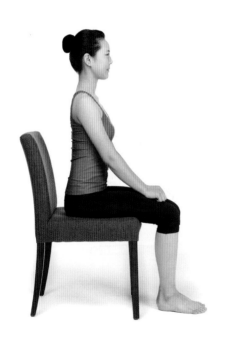
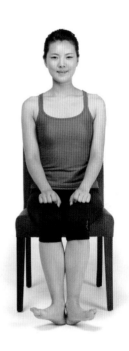

Point

　双膝与两脚后跟一定要保持并拢，这样才能起到矫正O型腿的效果。

扫地姿势，矫正O型腿

• 呼吸10次为1组，左右各反复2组

做此姿势时，会发现自己腿部O型的程度，并能够得到集中地矫正。

How To

• 平躺在地面上，双腿伸直，提起右腿的膝盖成90°立起。

• 尽力使立起的膝盖内侧碰到地面，呼吸10次，换左腿重复此动作。

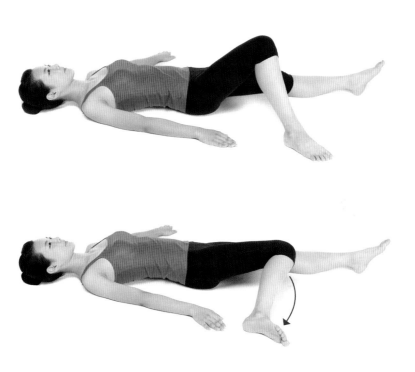

Point

开始弯曲膝盖的时候，放置在地面上的另一个膝盖会离开地面，要尽力使之贴在地面上，这样才能取得预想的效果。

弯腿运动，舒展双腿

• 呼吸10次为1组，左右各反复2组

这个运动利用自身的重量，将弯曲的腿向外压，以达到矫正腿型的目的，非常容易掌握。

How To

• 将椅子置于旁边，自然地抬起一条腿踩在椅子上。

• 将抬起的腿张开，用手将膝盖向外压，全身的重量转移至膝盖，呼吸10次，换另一条腿重复此动作。

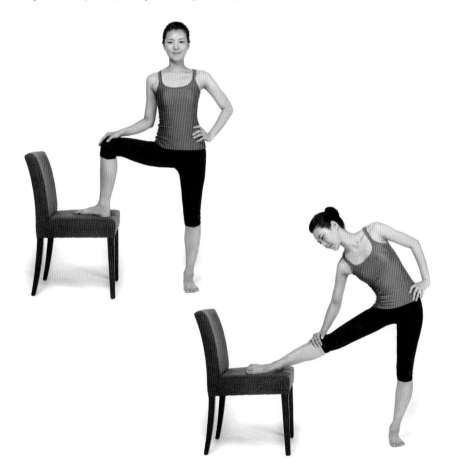

Point

注意不要直接就用很大的力气，而是分多次按压膝盖。

交叉腿下蹲运动，矫正X型腿

· 呼吸10次为1组，左右各反复2组

这个运动可以使从骨盆到脚尖的肌肉一次性得到伸展，将X型腿的双膝恢复原状。

How To

· 放松站立，双腿交叉，呈X型。

· 呼气，弯腰，发力，使双手指尖尽力碰到地面。

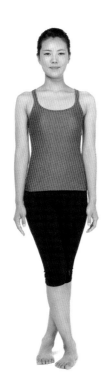
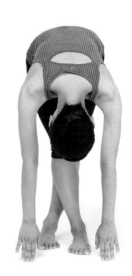

Point

就算双手手指尖不能碰到地面，也要保持腿部伸直。

夹书起蹲运动，矫正脚踝和膝盖

· **呼吸10次为1组，反复3组**

这个运动不仅可以矫正O型腿，还能够矫正脚踝、膝盖、骨盆，消除下半身浮肿。

How To

- 双腿站直并拢，双膝慢慢弯曲，双膝间夹一折叠毛巾或者A4用纸。

- 慢慢伸直双膝站立，一只手扶着椅子保持均衡，双膝内侧发力，不要让折叠毛巾或A4用纸掉在地上，呼吸10次后放松。

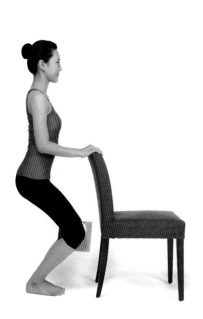 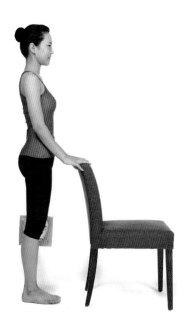

Point

伸直双膝时，保持放松，使臀部凸出。

交叉腿抬起运动，矫正脚踝和膝盖

• 呼吸5次为1组，反复2组

这个运动使双膝向外，脚踝向内，不仅可以矫正X型腿，还能够矫正脚踝和膝盖。

How To

• 坐在椅子上，双膝紧贴在一起，两小腿交叉，两脚踝相互挂在一起。

• 双手固定于椅子上，弯曲双膝，慢慢地将双腿抬起，呼吸5次后放松。

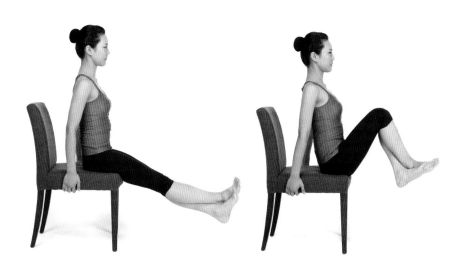

Point

将双腿抬起、放下的时候，就算不能完全伸直也无妨，但是一定要保持两膝一直紧贴在一起。

Chapter 3

"浮肿型"计划——纠正因长期脂肪堆积引起的浮肿腿型

所谓"浮肿型下半身"

所谓浮肿型下半身，是体内水分运转停滞而导致的情况。只有当体内水分代谢十分顺利的时候，才能以小便或者汗液的形式排出体外，保持体内环境的清洁。如果认为自己是"就算只喝水都长肉"的体质的话，那么就有必要考虑一下自己体内的水分代谢是否正常。浮肿可谓是苗条身材的"隐形杀手"，浮肿型人们的腿部肌肉松弛，就算坚持运动往往也难以恢复弹性。

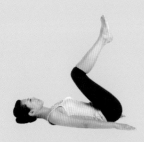

● EXERCISE LIST

毛细血管运动，促进新陈代谢 / 边坐边伸腰运动，使双腿焕发活力
脚趾运动，排出下半身废物 / 用脚"打招呼"运动，提高双脚温度
空中骑单车运动，驱散浮肿 / 耕地姿势，提高内脏机能
拉弓姿势，预防便秘 / 蝙蝠姿势，促进大腿血液循环

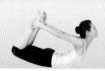

Change 改变生活习惯

1. 培养低盐饮食

如果想要阻止腿部浮肿，那么就要让自己变得聪明一点儿，掌握如何正确地使用"白色粉末"，也就是我们常吃的食盐。简单点儿说，就是要使自己爱上"低盐菜单"。就算是吃汤饭、酱汤、小菜等，最好也少放盐。

• 再见！盐和加工食品

选择低盐饮食，最重要的是一定要注意减少食盐的摄入量。在做饭的过程中，很多材料本身带有咸味儿，所以没有必要额外加入太多的食盐。其次，应该尽量少食用本身含有较多盐分的食品，如泡菜、虾酱等发酵食品。减少食盐摄入量的另外一个方法就是不要购买加工食品，因为其往往含有较多盐分。不仅如此，碳酸饮料、点心、面包等大家喜爱的零食中，也都含有食盐，应该尽量少吃。

在这里，向大家推荐使用"五味餐桌"，即将食物的味道分为5种——咸、甜、酸、苦和辣。例如，增加甜味的时候可以选择洋葱或者苹果，增加酸味的时候可以选择柠檬或者酸梅，天然而又健康。其他4种味道的食物摄入的增多，咸味的摄入量就自然减少了。

• 选择健康的菜单

在一日三餐中，建议选择其中一顿用水果和蔬菜来代替。食用水果和蔬菜，不仅是由于这些食物中的盐含量比较低，而且还能够促进体内钠的排出。作为一顿饭的饭量，蒸2～3块南瓜或1个地瓜，或者5～8颗小番茄，或者几块胡萝卜和黄瓜，都是比较合适的分量。如果分量不够的话，可以加1块鸡胸脯肉或者1份白菜汤。

2. 爱上半身浴

如果不是由于肌肉或者血管发生异常而引起的严重浮肿，只是由于单纯的疲劳所致，那么通过洗浴来提高体内温度，促进血液循环，即可以排出体内废物，解决浮肿。

• 治疗腿部浮肿的沐浴法——半身浴

在我们的体内，越往下，温度越低。这是由于下半身的血液循环速度要比上半身慢，因此要想办法提高下半身的温度，达到和上半身的均衡，从而促进气血的循环。对女性来讲，最好的方法就是洗半身浴。如果在很短的时间内洗全身浴的话，由于时间不足而无法使全身升温，体内的冷气会继续留在体内。但是如果洗半身浴的话，可以使体内的热气扩散，以达到祛除寒气的效果。半身浴最好每周洗1～2次，每次洗20～30分钟。

• 造就细腿美女的沐浴法——足浴

足浴和半身浴一样，对于治疗腿部浮肿非常有帮助。足浴时，水温最好在38～42℃，盆里的水要没过脚踝，坐姿要保持舒适。时间在10～20分钟最为合适，10分钟过后，能感到胸部有小汗珠形成。为了防止水变凉，要提前准备好热水放在旁边，不停地加热水以维持水温。

足浴的时候，可以穿薄薄的睡衣。如果想多出一些汗的话，不要提高水的温度，可以在头上围上一个毛巾或者在大腿和腰部盖上一条毯子。

虽然前面说足浴的时间最好在10～20分钟，但是不要盲目地去满足时间，最好根据自己的状态进行调节。

3. 开始进行减食疗法

减食疗法，是指不吃晚饭或者跳过某一顿饭的意思。人体内的器官运作分白天和晚上两个周期。白天活动的器官主要制造能量，而晚上活动的器官主要储存能量，过滤并排出废物。但是如果晚上也不停地进食的话，器官将无法休息，体内的废物也会堆积。因此如果晚上很晚吃零食的话，第二天会感觉十分劳累，脸部和胳膊也会肿胀，腹部也会有胀痛感。

• 减食疗法

进行减食疗法的初期，为了维持一定程度的饱腹感，也为了排出体内的废物、防止便秘，每天至少要摄入2升水，运动出汗时要补充更多的水。

每天下午5点之前吃些零食，6点以后以简单的饮料为主（酒和碳酸饮料除外），除此之外就要注意克制了。第一阶段，在两周内只在周三进行减食；第二阶段，两周内增加到三天进行减食；第三阶段，要在一周内坚持天天减食；第四阶段，再次按照每周三天进行减食，并固定化。在此期间，尽力避免食用高热量食物及各种快餐，食用富含蛋白质和膳食纤维的食物将是最好的选择。

最后，不要把减食疗法简单地认为是少吃一顿饭，或者用很少的食物代替。千万不要让身体超负荷运转，要维持各种器官的正常工作。减食疗法是一种体系性的身体管理方法。

毛细血管运动，促进新陈代谢

· 呼吸10次为1组，反复2组

这个运动可以促进全身的血液循环及新陈代谢，能够使人体恢复元气，消除身体浮肿。另外，还能够安神、缓解疲劳，对于睡眠非常有帮助。

How To

● 平躺在地面上，双腿和两臂向上提起，指向天花板。

● 手指和脚趾完全放松，上下自由地摇晃，呼吸10次后放松。

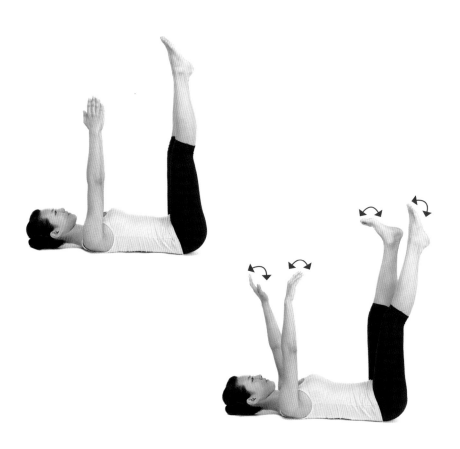

边坐边伸腰运动，使双腿焕发活力

• 呼吸10次为1组，反复2组

每天早晨起床的时候，伸个懒腰会感觉全身舒服，腿部也是一样。坐在椅子上，让自己的腿部"伸个懒腰"，能够让自己的腿部重新焕发活力，体内的血液循环也会变得十分通畅，预防浮肿的发生。

How To

- 坐在椅子上，双手固定于椅子上，双腿和两脚尖伸向前方。
- 绷直双腿，呼气，两脚尖向自己身体方向拉，感觉小腿被拉伸。

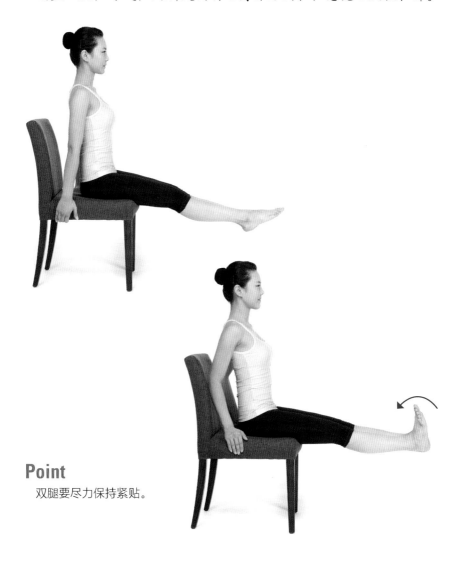

Point

双腿要尽力保持紧贴。

脚趾运动，排出下半身废物

• 呼吸10次为1组，反复3组

这个运动可以使身体最下面的脚趾得到活动，有助于排出下半身废物。

How To

- 坐在地面上，双腿张开，与肩同宽。

- 十个脚趾弯曲，呈"握拳"状，呼吸10次后放松。

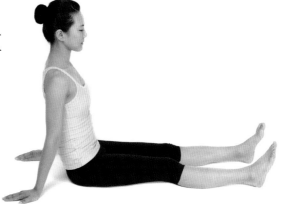

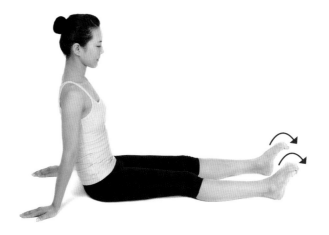

Point

做此运动时，保持脚踝不动，只有脚趾在动。

用脚"打招呼"运动, 提高双脚温度

· 呼吸10次为1组，反复3组

很多女性的脚很凉，这是由于腿部的血液循环不是很顺畅。这个运动可以促进下半身的血液循环，提高双脚的温度。

How To

● 平躺在地面上，双腿张开，与肩同宽。

● 两脚后跟固定在地面上，两脚尖左右地摇晃，相互碰撞。

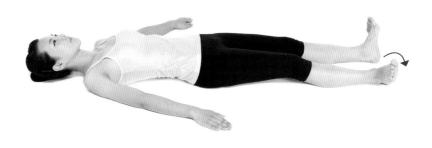

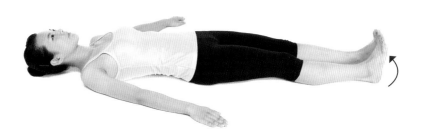

空中骑单车运动，驱散浮肿

- 呼吸10次为1组，反复2组

这个运动可以将小腿的浮肿向下驱散，使臀部向上提。

How To

- 平躺在地面上，双腿向上抬起，与地面成90°。
- 双手支撑腰部，上半身抬起，模仿骑自行车的姿势，双腿画圈。

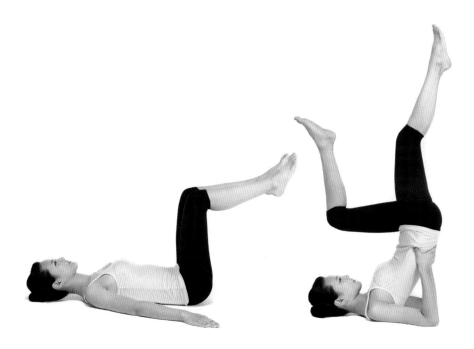

Point

　　一定要将身体固定好，才能比较容易地完成此运动。双手支撑腰部，肘部支撑于地面。

耕地姿势，提高内脏机能

• 坚持1分钟

本姿势能够刺激膀胱的经络，对于治疗浮肿型下半身非常有效。特别是能够利用自身重量，刺激腹部与胸部，进而强化内脏功能，治疗下半身浮肿。

How To

• 双手固定于臀部两侧，身体保持放松，双膝紧贴，双腿弯曲向上抬起。

• 向后倒拉双腿，超过头部，坚持1分钟，脊椎与背部慢慢地着地。

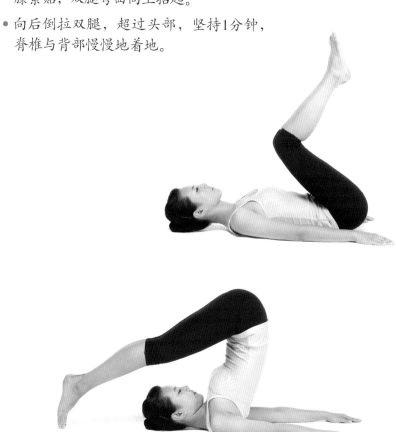

Point

做此姿势时，双膝要伸直，双腿要紧贴，肩膀与脖子要放松，视线朝向小腹部。

拉弓姿势，预防便秘

· 呼吸10次为1组，反复2组

便秘导致体内废物无法排出体外，是引起浮肿的主要原因之一。为了根治浮肿，必须先要治疗便秘。本姿势可以对腹部施加压力，促进胃肠蠕动，预防便秘。另外，还可以矫正骨盆的歪曲，使臀部恢复曲线美。

How To

- 平趴在地面上，用双手抓住两脚背。
- 边用双手抓住双脚，边吸气，上身与双腿一起向上抬起，头部尽力向后仰，腿部尽力向上抬。

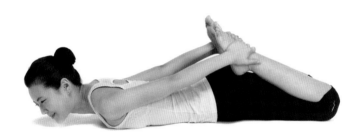

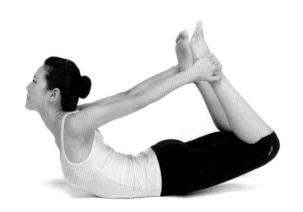

Point

如果上身与双腿同时抬起很困难的话，那么就要重点抬腿。

蝙蝠姿势，促进大腿血液循环

• 呼吸5次为1组，反复2组

本姿势可以使腿部后面的肌肉得到放松，促进大腿内侧的血液循环。另外，还可以矫正弯曲的骨盆，造就笔直的美腿。

How To

• 腰部自然地放松，保持端坐，双腿向左右两侧张开，两脚尖向身体的方向拉伸。

• 一边呼气，一边将胸部、下巴、额头向下垂，尽力碰到地面。一边吸气，一边将身体抬起来。

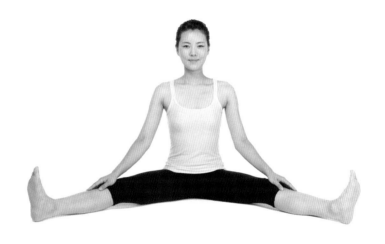

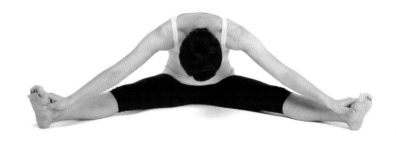

Point

脊椎完全展开，上身尽力碰触地面。

Chapter 4

"肥胖型"计划——纠正血液循环不畅引起的下肢肥胖

所谓"下肢肥胖型"

下肢肥胖型，是以臀部和大腿为中心，堆积了大量体内脂肪的体型。体内脂肪是指未被分解而堆积在体内的脂肪。一提到体内脂肪多的人，大家都会认为这个人肯定是胖子，但是不一定。即使是外表看起来苗条，仅仅是腹部、臀部、大腿处比较肥胖的人，也属于下肢肥胖的行列。

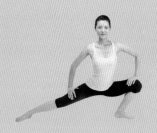

● **EXERCISE LIST**

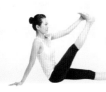

Change 改变生活习惯

1. 注意管理体温

促进正常的新陈代谢，首先需要的是温暖的体温。体温每提高1℃，新陈代谢效率就可以提高14%。就像我们在天冷的时候不愿意活动一样，体内也是一样。体内的新陈代谢一年365天一直不停，现在先让我们来了解一下体内环境，以及养成保持体温的生活习惯。

• 提高体温的饮食疗法

要想通过饮食来提高体温，首先要能够区分哪些食物是凉性，哪些食物是热性。常见的热性食物，也就是能使人体温升高的食物有辣椒、大蒜、大葱、沙参、桔梗、山药、芥末、牛肉、韭菜、五味子等。

特别是一些拥有辣味的食物，如生姜、大蒜、桂皮、辣椒等，对于分解脂肪非常有效。食物中辣味的主要成分为辣椒素（capsaisin），将辣椒切开，辣椒素存在于白色部分之间，具有挥发性。辣椒素能够燃烧脂肪，摄入少量的辣椒素，能够促进体内废物的排出，并能减少赘肉。此外，辣椒素还能够分泌一种名为吗啡肽的物质，可以缓解压力。但是，对于那些内热有火，以及消化不良或者有溃疡症状的人来讲，不宜食用这些食物。

能够提高体温的茶，代表性的有生姜茶和大枣茶。将生姜茶喝下去，身体马上就会变得温暖，血液循环加速。拥有甜味的大枣茶，不仅会使身体变得温暖，还能帮助人体恢复气力，改善贫血症状。

•约束体温的生活习惯

对于很多爱美的女性，不能把吃当成兴趣，就只能天天精心装扮自己了。但是，对于越来越多的女性来讲，体温下降渐渐成为了攻击女性健康的主犯之一。通过观察来医院看病的20～30岁女性患者的衣着，就会发现大部分人就算在冬天也穿迷你裙。冬天的时候本来应该穿一些厚的长筒袜，能够保护脚的靴子，能够盖住膝盖的大衣，那样才能维持体温。但是，完全没有防备就出门，"美丽冻人"将导致大问题。

想要解决下半身肥胖，需要造就一个不长肉的体内环境。所谓"不长肉的体内环境"，就是一个比较温暖的体内环境，肉就像人一样，受热的话就想要钻出去。

2. 注意细节

女性的下半身，是女性性激素的巢穴，而性激素能够储存脂肪，因此想要对下半身减肥是难上加难。但是，就算难也并不是不可能的事情。就像前面多次提到的内容，比起针对身体某一部分减肥，更可取的是想办法让自己拥有不长肉的体质。

•摆脱肥胖的计划表

将每天吃过的东西记录下来，对于正在减肥的人来说非常重要。不仅包含一日三餐，还有零食、饮料，以及在品尝区吃的鱼丸等都要包含在内。最好将吃的时间也填上，这样就可以发现应该减少哪些食物的摄入，并且能够掌握自己需要注意的"贪欲时间带"。

节食就是与欲望的斗争，想要在和食欲的战斗中获胜，对策非常重要。这里向大家推荐"自我管理计划表"。

像这里面的内容一样，为了减肥，一定要注意各个小方面。特别是为了解决下肢肥胖，不仅需要大家的努力，更需要大家长时间地坚持，这样才能拥有自己梦寐以求的美腿。

自我管理计划表

		节食集中期	节食休息期	限制内容 （和自己的约定）
菜单管理	主食管理	三餐以素菜为主	午餐多样化	
	饮料管理	禁止咖啡	每天1杯自制咖啡/绿茶	
	零食管理	小番茄	2块饼干，1个苹果	
活动对策	兴趣生活	节食即兴趣	利用兴趣转移饥饿心理	
	休闲生活	禁止聚会	登山和骑自行车	
	饮酒生活	禁止聚会	参加聚会但不吃	每月限一次
运动对策	拉伸运动	每天进行	每天进行	
	有氧运动	每周4次	减为每周1～2次	
	力量运动	每周3次	减为每周1～2次	
体重对策	允许体重	目标减5千克	目标减0千克	不能再长

• 摆脱肥胖的碳水化合物摄入法

碳水化合物大致可以分为两类：一类是人工制作的"精制碳水化合物"；另一类是自然形成的未经任何加工的碳水化合物。当然，前者是不良碳水化合物，后者是优良碳水化合物。

所谓人工精制，是指去除食品中的杂质的意思。在精制的过程中，一些非常重要的营养元素往往会被破坏，碳水化合物也不例外。例如，白糖、液态果糖、白面、白米等就是精制碳水化合物的代表。

那么优良的碳水化合物都有哪些呢？其中具代表性的就是糙米，它不仅能够给人一种饱腹感，还能够降低体内胆固醇的含量。

用杂粮来代替白米，就可以大大减少热量的摄入。相同的一顿饭，吃杂粮的人要比吃炸酱面或者比萨、方便面的人摄入的热量少得多。因为这些常见的外卖食品也都是由人工精制的碳水化合物做成，应该尽量少吃。这样，仅仅通过摄入正确的碳水化合物，也能够防止肥胖。对于成人女性来讲，建议每天摄入2000～2200卡路里，周末的时候为1000～1500卡路里（1卡路里＝4.148焦）。

3. 多注意解毒与排毒

导致便秘的原因有很多，如经常吃快餐引起的膳食纤维不足，以高蛋白高脂肪食物为主引起的营养过剩、水分不足、不规则的生活习惯、缺乏运动、生活压力、酗酒、吸烟等。因此为了预防便秘，要少吃油腻的食物，多吃富含膳食纤维的蔬菜与水果，多喝水，坚持进行适度的锻炼。

另外，再向大家推荐一个具体的方法——"菌疗法"。乳酸菌是一种食用葡萄糖后，能够产生乳酸的细菌。所有的人体内都有2～5千克的宿便，如果摄入乳酸菌的话，可以十分有效地排出宿便。随着宿便的排出，体内的有害细菌及毒性物质也能够一起被排出。

乳酸菌需要每天摄入，因为要经过3～7天宿便才能得以排出，所以要坚持摄入才能取得效果。但是如果空腹摄入的话，胃酸能够杀死乳酸菌，因此最好在饭后摄入。

• 发酵食品与膳食纤维有助于毒素排出

发酵食品的解毒效果十分明显，能够排出毒素，净化体内环境。体内的毒素排出后，人体的免疫力便会增强，过敏等疾病的发病率也会下降。

即使是相同的食品，发酵后的营养价值也会更高。例如，用牛奶做的奶酪和酸奶中含有的钙就比牛奶里的含量要高，而且更易吸收。这是由于在发酵的过程中，营养成分有所改变。对于肠胃功能低下，以及消化不良的人群，还有身体发凉、血液循环不畅通的人群特别推荐食用发酵食品和膳食纤维。

膳食纤维分为两种，一种是可溶于水的水溶性膳食纤维，另一种是不溶于水的不溶性膳食纤维。对于有便秘的人来讲，不溶性膳食纤维非常有帮助。因为它们即使进入体内也不会被消化，能够增加大便量，预防便秘。因此，不溶性膳食纤维被称为可以食用的肠胃药。相反，水溶性膳食纤维在肠内吸收水分后，可以使稀便成形，对于腹泻非常有帮助。蘑菇、海藻、蔬菜等食物中含有丰富的膳食纤维。

4.除去脂肪团

不管双腿有多么苗条，如果小腿没有弹性的话，腿部看起来也不会漂亮，整个线条美也无法彰显。特别是女性进入"奔三"时期，皮肤的弹性开始下滑，为了保持身材，要特别注意维持皮肤的弹性。

• 利用高蛋白质食物造就弹性肌肉

很多女性决心减肥以后，会减少食物的摄入量，甚至直接绝食。随着食物摄入量的减少，体内营养的供给也变得不足。身体为了自我保护，便通过分解肌肉里面的蛋白质来补充营养。于是，肌肉在失去蛋白质以后，便失去了弹性。

因此，即使在节食期间，必要的蛋白质供给也是非常重要的。常见的减肥菜单里面经常出现鸡蛋或者鸡胸脯肉，也正是为了补充体内的蛋白质。

为了造就迷人的双腿，应该减少高热量食物的摄入，而多补充富含蛋白质的食物，如鸡胸脯肉、鸡蛋、豆腐、奶酪、牛奶、牛肉等食物。

• 利用瘦身产品

如果臀部、大腿、小腿处的脂肪比较多，那么不管怎样努力运动，也无法将肌肉练出来。肌肉完全被脂肪压制，不见天日。

当脂肪大量堆积在皮肤表面的时候，皮肤变得不光滑，像橘皮一样凹凸不平，这就是脂肪团。

为了有效、快速地除去脂肪团，很多女性选择使用瘦身产品。瘦身产品的原理就是去除体内的废物。身体进行新陈代谢的过程中会产生很多废物和毒素，这些物质如果不能被排出就会堆积在皮肤组织内，脂肪团便是其中的一种。瘦身产品能够分解脂肪团，使皮肤恢复弹性，显示出原来的轮廓。

瘦身产品主要在运动前或者洗浴后使用，每天2次，要在小腿和大腿处揉捏，坚持3个月以上才能看出效果。虽然其中有产品成分的功效，但是在揉捏的过程中，也有按摩的效果。按摩促进了皮肤的血液循环，使废物轻松排出，腿部变得纤细。同时，脂肪团减少，皮肤也就恢复了弹性，可谓一石二鸟。

但是，虽说瘦身产品对脂肪团的去除非常有效，但是由于产品成分中含有防腐剂、活性剂、乳化剂等，会堵塞毛孔或者诱发一些皮肤炎症。另外，瘦身产品的主要成分为咖啡因，因此选用的时候一定要仔细斟酌。

鳄鱼姿势，赶走下身脂肪

· **呼吸10次为1组，左右各反复2组**

本姿势可以矫正歪曲的脊椎和骨盆，使腿部后方的肌肉得到放松。特别是能够扭转整个身体，赶走体内脂肪。

How To

· 平躺在地面上，双手张开，手掌贴地，抬起左腿，朝向天花板，膝盖要伸直。

· 吸气，左腿伸向右边的地面，此时头部视线转移至左方呼吸10次，换右腿重复此动作。

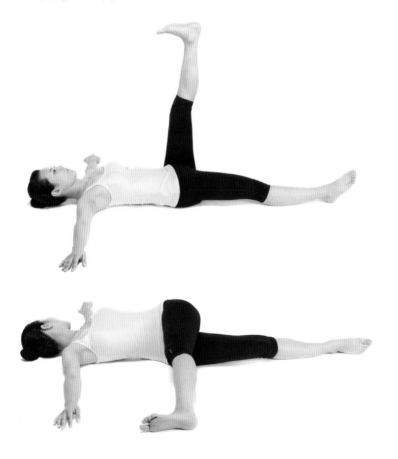

Point

做此姿势的过程中双肩不要离地。

白鹭姿势，分解下半身脂肪

· 呼吸20次为1组，左右各反复2组

本姿势能够分解堆积在下半身的脂肪，特别是能够使腿部后方一些不常用的肌肉得到拉伸，让小腿和大腿变得十分苗条。

How To

· 跪地而坐，右腿向后方伸直。

· 双臂向上伸直，呼吸20次后将双臂放下，换左腿重复。

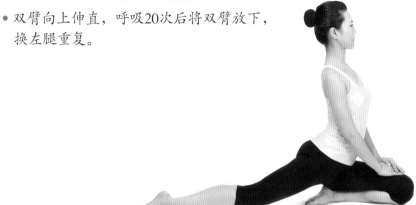

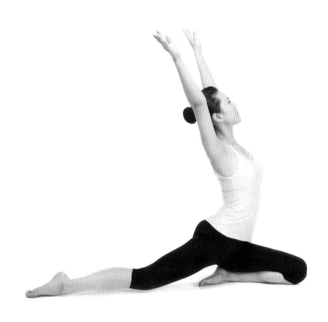

三角姿势，去除臀部赘肉

• 呼吸10次为1组，左右各反复2组

本姿势不仅可以用来矫正骨盆与脊椎，还可以减少大腿部脂肪。在做完勇士姿势 Ⅱ 以后做此姿势，效果会更加明显。

How To

● 双腿迈开，宽度为肩宽的2倍，伸开双臂，右脚尖朝内侧转45°。

● 上半身慢慢倾斜，左手抓住左脚踝，右手伸向天花板，头部视线朝向右手指的方向，呼吸10次，起身换另一个方向重复此动作。

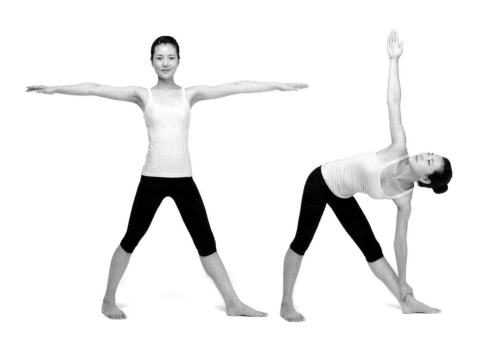

Point

上半身倾斜的时候，胯部要有被拉伸的感觉。

角座姿势，去除臀部赘肉

• 呼吸10次为1组，左右各反复2组

本姿势可以有效地刺激臀部的肌肉，去除臀部赘肉。还能够刺激腹部和大腿，防止下半身肥胖。

How To

• 平躺在地面上，立起膝盖，右腿搭在左大腿的上面。

• 上半身慢慢抬起的同时，用双手将左腿向身体的方向拉拽。

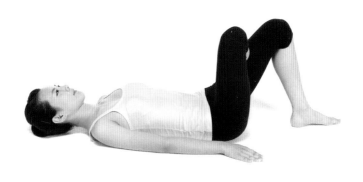

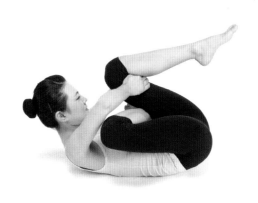

天平姿势，去除臀部与大腿赘肉

• 呼吸10次为1组，左右各反复2组

本姿势能够强化脊椎、腹部、腿部的肌肉，保持身体的正确姿势。最重要的是，能够去除臀部和大腿处多余的脂肪。

How To

• 双腿迈开，与肩同宽，双手合十并伸直，指向天空。

• 将上半身和双手放下，右腿伸向后方，上半身与右腿保持在同一水平线上，保持上半身和下半身的平衡，此时视线朝向地面呼吸10次，换左腿重复此动作。

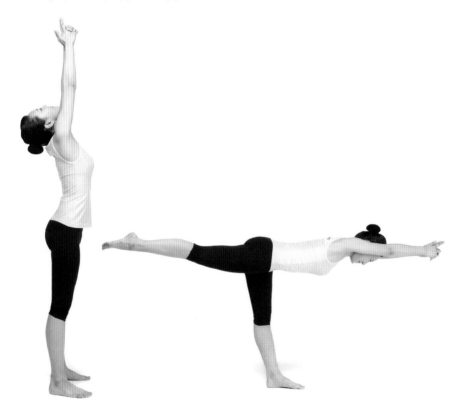

Point

刚开始的时候很难保持上半身与下半身的平衡，可以稍微低头，随着姿势的熟练程度增加，弯的幅度也可以大一些。

勇士姿势I，去除臀部与大腿赘肉

· 呼吸10次为1组，左右各反复2组

本姿势能够对大腿、臀部、腹部等产生压力，去除赘肉的效果非常显著。另外，还能够使脚踝、膝盖、大腿、骨盆处的肌肉得到强化。

How To

- 双腿迈开，宽度为肩宽的2倍，左腿向前迈，膝盖弯成90°，右腿伸直。

- 双手合十，伸向空中，头部向后仰，视线朝向空中，感觉脊椎像是被拉长，注意力集中。

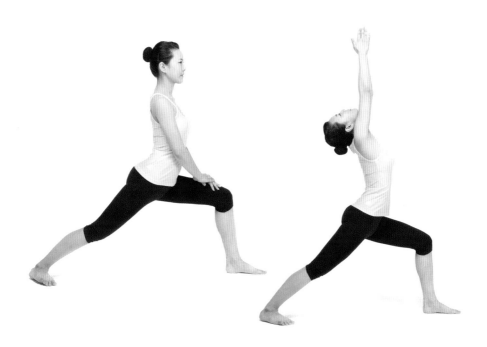

Point

掌握均衡非常困难，后面的腿要尽力伸直。

勇士姿势Ⅱ，去除臀部与大腿赘肉

• 呼吸10次为1组，左右各反复2组

本姿势能够去除大腿后侧及臀部的赘肉，使整个腿部的肌肉得到强化，造就笔直的美腿。

How To

- 双腿迈开，宽度为肩宽的2倍，左腿向前迈出，膝盖弯成90°，右腿伸直。
- 双臂分别向前后伸直，头部视线朝正面，呼吸10次后放下。

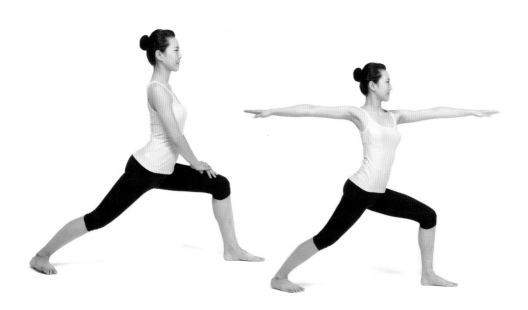

Point

双臂与肩膀保持在同一水平线上，目视正前方。

直角桥姿势，去除大腿内侧赘肉

• 呼吸10次为1组，反复2组

由于大腿内侧的肌腱很少被利用，所以会变得非常脆弱。当骨盆张开或者臀部下垂的时候，练习这个姿势，可以修复大腿内侧的曲线。

How To

• 双腿迈开，幅度大于肩宽，双手置于腰间。

• 降低骨盆，使大腿和双膝尽力保持90°，两脚后跟相对，保持这种姿势，边呼气边抬起两脚后跟，呼吸10次后放松。

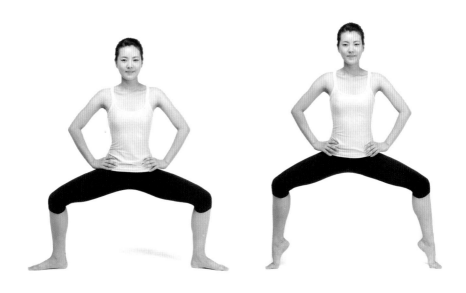

Point

上半身不要向前倾斜，臀部不能向后坐。

膝关节伸展运动，增加大腿弹性

· 呼吸5次为1组，左右各反复2组

这个运动能够减少大腿处的脂肪，强化大腿处的肌肉，使大腿具有弹性。

How To

· 双腿迈开，宽度为肩宽的2倍，双手轻轻地置于腰部。

· 整个身体重心下降，直至左腿膝盖完全弯曲为止，右腿向右侧伸
  直，保持此姿势，双手扶住大腿，保持平衡。

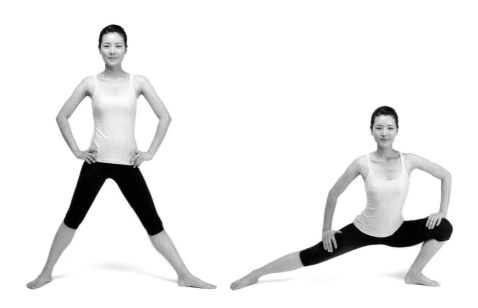

Point

不仅要注意使左腿完全弯曲，还要注意使右腿伸直。

屈膝后躺运动，去除大腿前部脂肪

· 呼吸10次为1组，反复2组

大腿前部经常会有脂肪堆积，造成大腿前凸，这个运动可以集中使大腿前部得到放松。

How To

- 双膝跪地而坐，双手放于后方支撑地面，目视正前方。
- 提起臀部，头部慢慢向后仰。

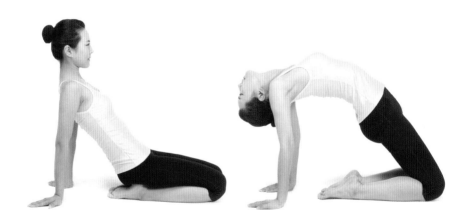

Point

头部向后仰的时候，有可能会发生暂时性的眩晕症状，稍微停止后即可恢复。

芭蕾舞姿势，锻炼大腿内侧肌肉

· 呼吸20次为1组，反复2组

本姿势能够强化大腿内侧不常用到的肌肉，使腿部恢复均衡。

How To

· 慢慢躺在地面上，双腿并拢，伸直脚尖，慢慢向上抬起。

· 保持姿势，脚底板和脚背相互交替拍打。

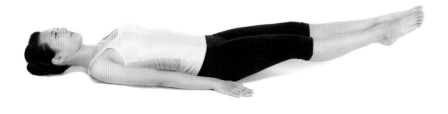

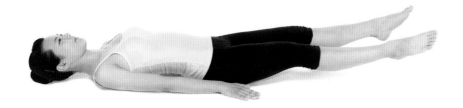

Point

做此姿势时膝盖一定不能弯曲。

平衡姿势，去除大腿赘肉

· 呼吸10次为1组，反复5组

本姿势能够集中地消减腹部和大腿处的赘肉。

How To

· 坐在地面上，双手置于臀部后方，双腿伸直。
· 两脚尖伸直紧贴，向上抬起，呼吸10次后放松。

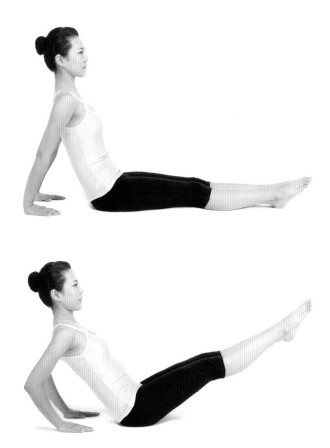

骆驼姿势，去除大腿赘肉

• 呼吸10次为1组，反复2组

本姿势可以提高身体的新陈代谢速度，是一个非常有代表性的减肥姿势，特别是对于去除大腿赘肉非常有效。

How To

• 双膝跪在地面上，身体保持正直。

• 上半身慢慢地向后仰，双手抓住两脚后跟，努力使姿势呈现"D"状，脊椎有问题的人不要做此姿势。

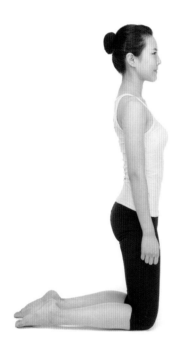
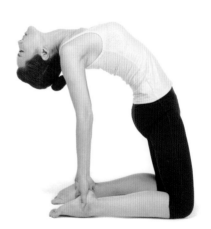

Point

上半身向后仰的时候，双手要竖直地去抓双腿，刚开始练习时不必勉强。

小腿伸展运动，造就I型腿

· 呼吸10次为1组，反复3组

这个运动能够拉拽大腿、小腿、膝盖、脚踝处的肌肉、塑造整体的线条美。

How To

· 双手张开，与肩同宽，扶在地面上，抬高臀部。
· 保持这个姿势，两脚后跟贴于地面，尽量使双腿处于拉伸状态，呼吸10次后放松。

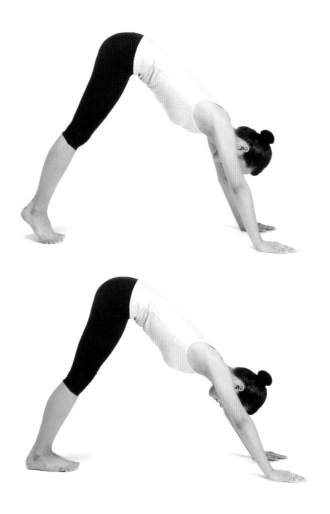

拉弓姿势，清除小腿内堆积的乳酸

• **呼吸10次为1组，左右各反复2组**

本姿势能够清除堆积在小腿处的乳酸和其他导致疲劳的物质，使小腿变细。

How To

• 保持站立，一条腿大步地迈向前并弯曲，后面的腿保持笔直。

• 前面腿的膝盖弯曲，同侧的手臂向前伸出，另一只手臂弯曲，贴在肋骨处，前面腿的膝盖更加弯曲，后面的腿尽力降低高度，呈拉弓状，腿部有一种被拉伸的感觉。

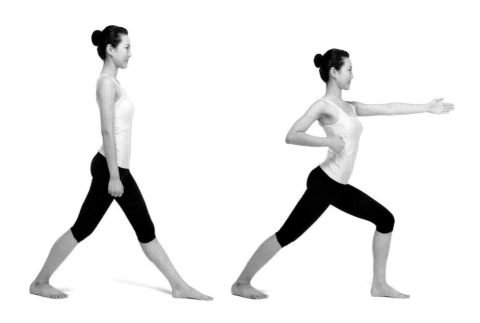

坐椅子姿势，去除小腿赘肉

• 呼吸10次为1组，反复3组

本姿势能够对腹部、大腿、小腿处起到减肥的作用。

How To

• 双膝紧贴，保持站立，双手合掌，伸向上方。

• 目视正前方，像坐椅子一样，弯曲双膝，身体下降。

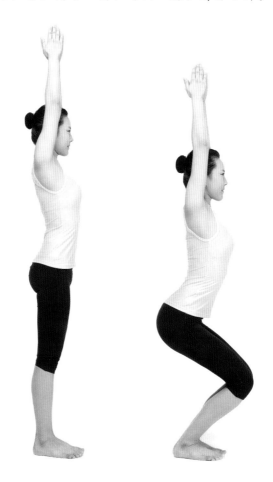

Point

像坐椅子一样，不弯曲90°也可以。保持上半身直立姿势，双腿尽量弯曲到自己能够达到的程度。

骑马姿势，美化小腿外侧线条

· 呼吸10次为1组，反复3组

本姿势是去除小腿赘肉的一个代表性姿势，和后面的老鹰姿势一起做，效果更佳。

How To

- 双腿迈开，与肩同宽，双臂向前伸直，目视正前方。
- 抬起两脚后跟，慢慢地弯曲双膝，小腿处发力，呼吸10次后放松。

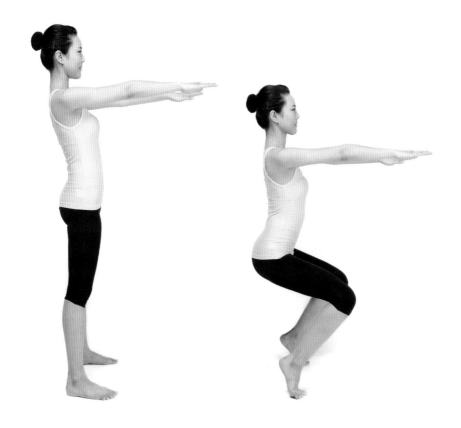

Point

保持脊椎端正，同时小腿和大腿处发力，这样比较利于保持平衡。

老鹰姿势，拉伸小腿肌肉

• 呼吸10次为1组，左右各反复2组

本姿势也是能够瘦小腿的非常有代表性的姿势之一。不仅能够刺激骨盆，还能够去除大腿赘肉、强化脚踝。

How To

• 右腿置于左腿的上方，左腿微微地弯曲，双手掌交叉抱于胸部。

• 右腿缠绕在左腿上，右手与左手缠绕，双膝慢慢弯曲，降低重心。

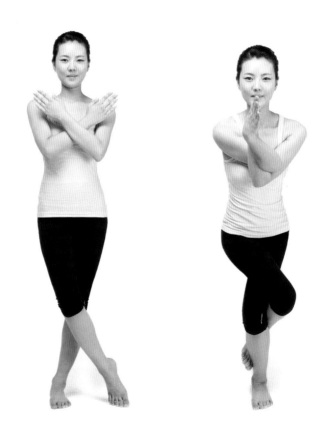

Point

双腿与双手交叉的时候，上半身不要摇晃，用双腿保持全身平衡。

拉脚拇指运动，放松小腿后方肌肉

• 呼吸10次为1组，反复2组

这个运动使小腿后方的肌肉得到放松，双腿的立体感加强。

How To

• 坐在地面上，腰部保持正直，双腿伸直。

• 弯腰，用拇指和食指拉拽脚拇指，边拉拽边呼吸，呼吸10次后放松。

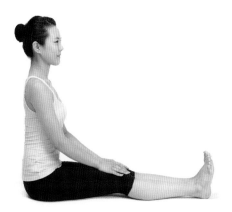
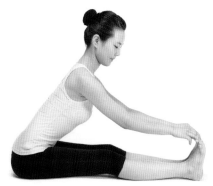

Point

腰部如果弯曲过度，效果便会不明显。注意将脚拇指拉向身体的方向，小腿有被拉伸的感觉。

拉腿运动，分解小腿脂肪

• 呼吸10次为1组，左右各反复2组

这个运动不仅能使小腿后面的肌肉拥有弹性，还能够分解小腿部脂肪。

How To

• 坐在地面上，双手掌贴于地面。

• 右腿抬起，用左手将右腿向身体的方向拉拽，此时右手仍然置于后方。

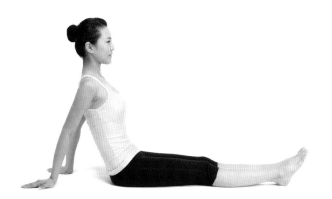

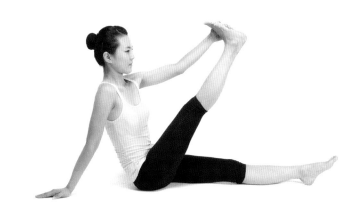

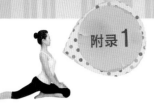
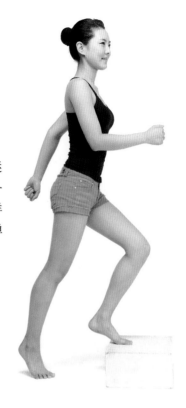

1分钟,零碎时间拉伸运动 **上下台阶**

用脚尖上下台阶

在地铁里上下台阶，也能够练就迷人身材。每次用脚尖着地的同时，另外一条腿的膝盖弯曲抬上台阶。仅仅凭借这样一个上台阶的动作，就能够让小腿充满弹性，促进淋巴及血液循环。

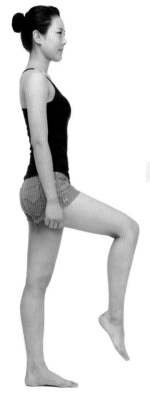

1分钟,零碎时间拉伸运动 **等公车或者地铁的时候**

消除浮肿的悬空姿势

即使是在等公车或者地铁的时候，也能够继续对身材进行管理。立正站好，将一条腿抬起悬于空中，这时抬起的腿就像是在踢足球一样。这个动作可以促进腿部血液循环，消除浮肿。

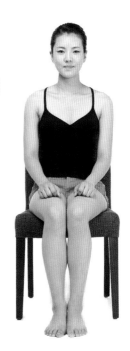

挽救大腿线条的大腿发力运动

　　坐在公交车或者地铁的椅子上，腰部保持端正，双膝紧贴，使大腿尽力保持紧贴。这样不仅可以矫正O型腿，还能够使大腿内侧线条凸显。

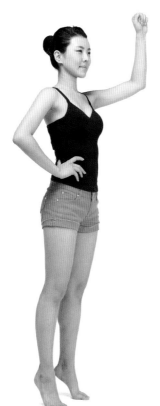

抓着把手踮脚尖

　　公交车或者地铁里的把手有时候也是一种非常好的运动道具。用手抓着把手，踮起脚尖，用脚趾站立。本动作可以像拧抹布一样，将浮肿全部拧出来。

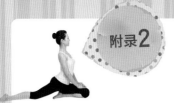

　　绷带疗法经常被淋巴浮肿患者拿来使用，是一种瘦腿的刺激疗法，可以在短时间内收到良好的效果。但是在使用绷带疗法之前，请大家先看看下面的注意事项。

绷带疗法问答

·应该使用什么样的绷带？

　　绷带有弹性很好的运动型绷带，也有低弹性的止血绷带。为了塑造美丽的双腿，低弹性的止血绷带非常合适。运动型绷带本身的压力非常大，因此并不适合浮肿的治疗。而低弹性的止血绷带本身压力很均匀，能够防止腿部浮肿。

·用绷带腿真能瘦吗？

　　仅仅将绷带缠绕在腿上，无法取得瘦腿的效果。将绷带缠绕以后，腿部皮肤受到外部的压力，肌肉收缩加强，促使腿部的淋巴液向上移动，最终形成苗条身材。

·正确缠绕绷带的方法是什么？

　　缠绕绷带的时候，并不是压力越大效果越明显。相反，如果压力过大，会引起血液、淋巴循环不畅，妨碍营养供给和废物的排出。因此，想要取得良好的效果，一定要注意调节绷带的压力。另外，在拉伸运动或者按摩后使用绷带，往往会取得不错的效果。

·什么时候使用绷带最好?

  每天用的话腿就能变得很细吗？当然不是。使用的次数要根据自己的目标来设定，如果想给自己的腿部一些紧张感的刺激，最好每周进行2~3次。如果想短时间内取得瘦腿效果，最好每天睡觉前使用。

·什么时候不能使用绷带?

  腿部受伤或者感染，使用绷带后腿部肿胀，缠绷带的时候腿部感觉疼痛等情况下，千万不要使用绷带。

 止血绷带疗法，10项注意

①先将腿洗干净，涂上乳液进行保湿后再进行此疗法。

②缠绕绷带的时候，下面的压力要大些，上面的压力要小些。

③压力要大些的意思不是用力缠绕，而是可以通过多绕几圈来提高压力。

④缠绕绷带的时候，不要有褶皱。

⑤注意不要把绷带缠得过紧。

⑥缠绕绷带的时候，最好能盖住下层绷带宽度的1/3。

⑦绷带治疗后，如果腿部肿胀，那么缠绕的方法肯定有问题，应该重新调整绷带的大小与压力。

⑧为了保护两侧踝骨，可以加护垫。

⑨最好下面的绷带尺寸较小，越往上绷带的尺寸越大。

⑩为了固定绷带，很多人使用别针等金属，但是金属容易使人受伤，建议使用胶带代替。

止血绷带疗法

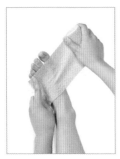

❶ 绷带缠绕的方向为从小脚趾向大脚趾缠绕。

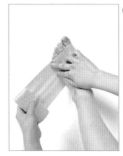

❷ 缠绕时不要拉得过紧，用相同的力量进行缠绕，需要缠紧的地方可以多缠两圈。

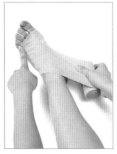

❸ 脚部缠绕完以后，依次经过脚背、脚后跟向上缠绕至脚踝，这个过程中脚踝保持90°。

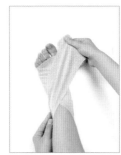

❹ 经过脚后跟向上缠绕脚踝的时候，呈8字形缠绕。

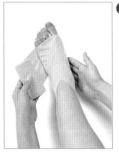

❺ 脚背上绷带呈"#"字形缠绕，向上至脚踝。

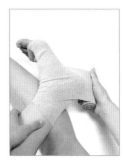

❻ 从脚踝向脚后跟缠绕时，应该盖住脚后跟的中央。

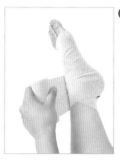 ❼ 再次回到脚踝，以一定的间隔重叠绷带的1/3向膝盖方向缠绕。

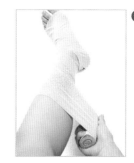 ❽ 一直以一定的间隔重叠绷带的1/3向膝盖方向缠绕，保持膝盖稍微弯曲，这样膝盖才能自由地活动。

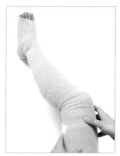 ❾ 重叠缠绕至大腿的1/3处，用胶带固定就完成了。

🧘 **Tip** 绷带不够用的时候

　　绷带的长度如果充足，可以用宽度为10厘米的绷带从脚背一直缠绕至大腿。也可以从脚踝至小腿部位用宽度为10厘米的绷带，而从膝盖至大腿部位用宽度为12厘米的绷带。万一绷带的长度不够，用新的绷带在原来的绷带上面继续缠绕即可。

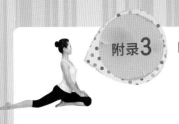

缓解脚部冰冷、疲劳、浮肿的脚部淋巴按摩

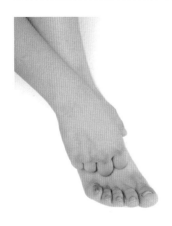

脚部淋巴按摩不仅能够改善脚部浮肿，还能够使脚部冰冷的状况得到好转，促进身体状态的恢复。

微微握拳，用手指的第二个关节来回地按摩从脚趾到脚踝的部位。

促进淋巴循环的膝盖、小腿淋巴按摩

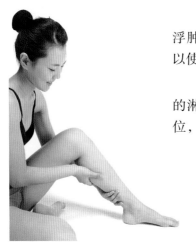

如果淋巴循环顺畅，那么便能够预防浮肿的发生。每天晚上使用本动作，都可以使肿胀的小腿得以放松。

在整个小腿上涂上一层乳液，使小腿的淋巴向上移动。对于膝盖后面微凹的部位，用手指均匀地按压1分钟即可。

缓解跟腱的脚踝按摩

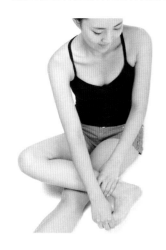

经常穿高跟鞋的话，脚踝会变僵硬，由于血液循环不畅，腿部温度也会降低。

把一只脚踝放在另一条腿的膝盖上，用手抓住上面那只脚的脚尖，另一只手抓住脚踝，来回地转动脚尖，使跟腱伸长。

放松脚趾与手指的按摩

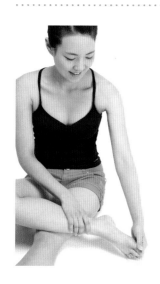

由于脚趾处于身体最下方，即使很小的冲击，感觉也会很强烈，下面用手指来为10个脚趾进行放松吧。

张开脚趾，手指分别置于其中，用手指来回地抓紧放开，由内向外自由地滑动。

一个减肥球就能让你瘦

有趣的减肥球运动让你瘦不停

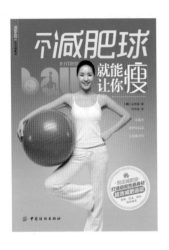

[韩] 金恩敬 著

武传海 译

● 减肥球运动对增强身体的均衡和柔韧性有很好的效果。因为在减肥球上保持姿势的过程中，能够使肌肉得到均衡使用，并且由于球本身有弹性，所以不会给身体造成压力。即使在狭窄的空间里，大家也可以轻松有趣地进行运动。减肥球运动可以用来放松僵化的肌肉，端正身体姿势，塑造完美身材。有效、快速、轻松地减肥球运动，赶快玩起来吧！

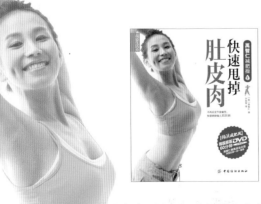

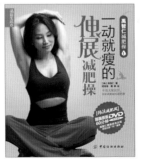

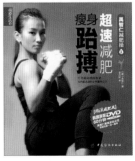

最有效、最快速的减肥秘籍

韩国疯狂热卖——禹智仁减肥操

韩国原版 60分钟